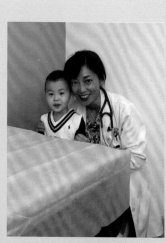
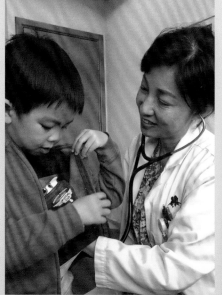
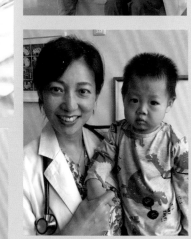
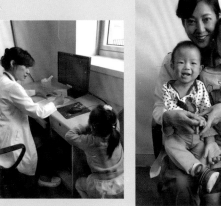
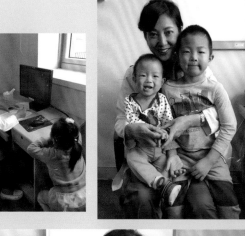
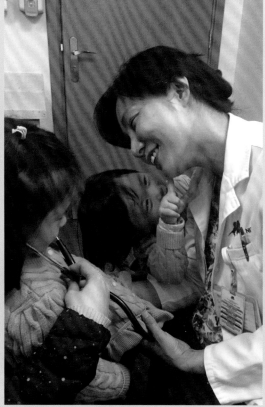
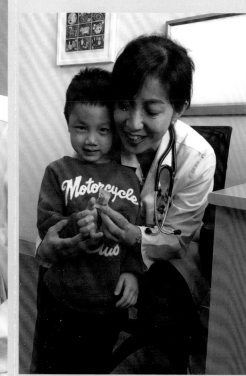
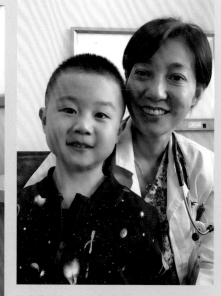
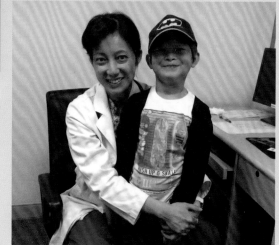
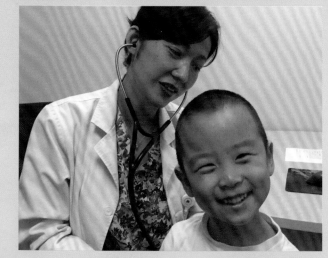
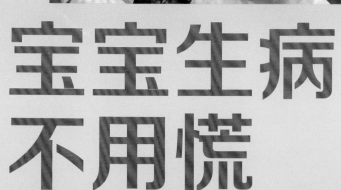
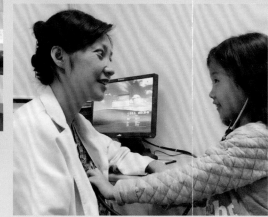
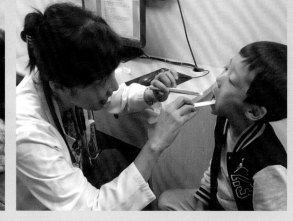
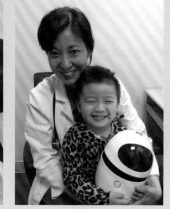
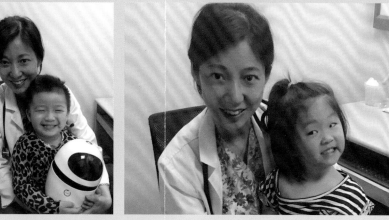

宝宝生病不用慌

——陈英说小儿常见病

从事了医生这个职业，一直被冠以"白衣天使"的赞誉，
但只有做过儿科医生的人才知道，
孩子，才是我们真正的天使。
不管工作有多忙碌辛苦，不管医患间那些小小的误会，
孩子永远是我们最温暖的慰藉。

宝宝生病
不用慌

陈英说小儿常见病

北京新世纪妇儿医院

陈英 著

人民东方出版传媒

东方出版社

图书在版编目（CIP）数据

宝宝生病不用慌：陈英说小儿常见病 / 陈英 著 . —北京：东方出版社，2016.12
ISBN 978-7-5060-9431-3

Ⅰ.①宝… Ⅱ.①陈… Ⅲ.①小儿疾病—常见病—防治 Ⅳ.① R72

中国版本图书馆 CIP 数据核字（2017）第 004062 号

本书内文图片来源：® CFP/Getty Images

宝宝生病不用慌：陈英说小儿常见病
（ BAOBAO SHENGBING BUYONGHUANG: CHENYING SHUO XIAO'ER CHANGJIANBING ）

作　　者：陈 英
策 划 人：黄 娟 王艳伟
责任编辑：黄 娟 陈阳烨
出　　版：东方出版社
发　　行：人民东方出版传媒有限公司
地　　址：北京市东城区东四十条 113 号
邮　　编：100007
印　　刷：鸿博昊天科技有限公司
版　　次：2017 年 2 月第 1 版
印　　次：2017 年 7 月第 3 次印刷
开　　本：710 毫米 ×1000 毫米　1/16
印　　张：16.5
字　　数：293 千字
书　　号：ISBN 978-7-5060-9431-3
定　　价：39.80 元
发行电话：（010）85924663　85924644　85924641

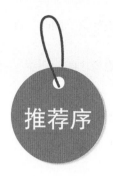

一本温暖、实用的小儿疾病科普书

作为医生，我们总能看到深夜匆忙抱孩子来医院的、满心焦灼的父母，也总能看到为了孩子看病深夜排队取号的情景。可怜天下父母心！把更多、更科学的就医育儿知识传递给更多的父母，一定意义上是医生的使命——尽自己职业所能，帮助越来越多的家庭。

拿到陈英医生的新书《宝宝生病不用慌：陈英说小儿常见病》很是欣慰，陈英医生在儿科疾病治疗方面有着多年的临床经验，并熟悉国内外不同的诊疗方法和育儿理念，根据新生代妈妈的需要特意撰写了近百篇的深度好文，在妈妈圈内被评为"最温暖的儿科医生"。看到这样一本新书出版，陈英在推进和普及宝宝疾病预防方面贡献了很大的一份力。

这本书通俗易懂，没有枯燥无味的说教，而是从临床经验以及实际案例出发，提出实用并且易掌握的方法，也告诉了妈妈们在育儿过程中的一切易犯的误区。同时，这还是一部视频书，适于年轻的家长们使用。

不仅给家长提供医学常识，陈英还提出了如何减少医患矛盾，促进双方理解。陈英结合目前的就医状况，告诉父母们要学点医学术语、听懂医生在说什么。同时，讲述了如何与医生2分钟有效快速沟通，并从切身经历讲述了医生和患者之间的误解，为指导就医提供帮助。

《宝宝生病不用慌：陈英说小儿常见病》一书所要给家长传输的是一种淡定的情绪，掌握这些常识，可以轻松育儿不用慌。每一个宝宝生病，父母都是满心焦虑，书里会告诉大家，哪些是需要马上就诊的，哪些是在家可以护理的，熟悉了解这些常识可以有效地帮助家长了解观察宝宝病情，做到心中有数，减少因焦虑紧张引起的不必要的麻烦。俗语说，"未雨绸缪"，父母们育儿之路上要学得一些儿科基本的科学知识，更好地给宝宝的健康成长保驾护航。

中华医学会儿科分会候任主委

中华医学会北京儿科分会主委　　王天有

中华医学会儿科血液学组主委

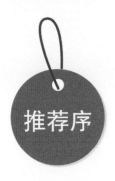

推荐序　我最信赖的儿科医生出书了!

　　第一次见到陈英是在九十年代末，在一个活动上，她漂亮、优雅的举止引起了我的注意，攀谈后知道她是个医生，还是儿科医生，我记得当时还开玩笑说她应该去做演员！没想到几年后陈英成为了我两个孩子的医生，也成了孩子们的守护天使⋯⋯她的专业、她的态度，一切的一切都让人觉得她是一个值得信赖和托付的人。后来我又介绍了很多朋友给陈英大夫，朋友们都来感谢我，因为有很多年轻的朋友也是初为人父母，陈英大夫不只守护他们孩子的健康，还经常解答他们育儿过程中的种种疑惑。我们现在成了很好的朋友，我也一直说服她，应该用自己的专业帮助更多的人，比如通过互联网、书籍⋯⋯现在终于看到她出书了，恭喜的同时，自己也要马上买一本去，因为我可以通过从陈英大夫书里学到的知识来武装自己的生活知识库！谢谢陈大夫！

著名歌手、演员　　林依轮

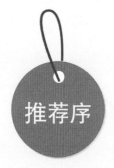

知道陈英医生是从她那篇《学会 2 分钟与医生有效沟通》的文章开始的，作为一个有两个宝宝的妈妈，我突然意识到在给宝宝看病这件事上真是有很多门道！如果能早点看到这篇文章，不但能够让宝宝得到更加快捷的治疗，可能还会减少很多不必要的麻烦。

为了让更多妈妈少走弯路，我就联系陈医生转载这篇文章，结果陈医生很爽快地答应了。因为都在北京，一来二去我们就成了非常要好的朋友。

说起陈医生这本《宝宝生病不用慌：陈英说小儿常见病》，真的是让人眼前一亮！

平时我自己也会写一些儿童保健方面的文章，所以看过不少儿童医疗相关的书籍，可是有一个问题很让人困惑，那就是文字的表现能力实在有限，很多具体的操作很难表述清楚。

比如书里写，需要用力拍背协助排痰，但到底怎么个用力法，拍后背什么位置，用多大力合适，作为一个普通妈妈完全没有章法。

但是在读陈英医生这本《宝宝生病不用慌：陈英说小儿常见病》时，那感觉真的是豁然开朗！因为那些很难用文字描述的知识点，陈医生都亲自拍成了视频，而且只要用微信扫码就能看，这项创新让本书的实用性大大提升，作为一个妈妈真的太喜欢这种形式了，因为它是如此方便，如此直观！

如果你是一位新手妈妈，那么这本书会非常适合你，它能让你充分了解儿童常见病的相关知识，而且让你做到遇病不慌！

300 万妈妈的选择，微信公众号　　小小包麻麻

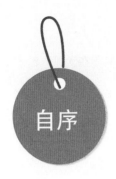

自序

愿架起一座大众能看懂，同行能认可的科普桥梁

我做儿科医生二十多年了，在公立医院工作过不短的时间，在私立医院也很长了。见过太多的生病的孩子，也见过很多家长。不论在公立还是私立医院，孩子患病时一样的痛，家长是一样的急。

孩子生病家长都急，再心大的妈妈，再糙的汉子，再高的权位，再普通的人家，都是一样的急。我自己孩子患幼儿急疹高热不退的时候，我也急得掉眼泪，心疼。

虽然心急，但是不能慌。平时遇事挺冷静的爸爸妈妈，孩子一生病就慌了手脚。还记得孩子第一次高烧时的慌张吗？刚才还挺好的小朋友忽然蔫了，一测体温39.5°C，妈妈脑子立即发蒙，看着不会说不会表达的孩子第一个念头就是去医院。孩子患过一次肺炎就听不得他咳嗽，咳嗽一声就慌忙到医院看是不是又肺炎了。爸爸妈妈为什么这么容易慌张？很多时候是基于对疾病的不了解。不知道孩子发烧是要先退烧，烧退了看病不影响医生的判断，发烧本身不会烧坏脑子，也不会烧成肺炎。知道了这些疾病相关的知识，慌乱就会少很多。

所以特别希望我的这本书能让家长们了解一些疾病的常识，了解什么情况下要紧急就诊，什么情况可以在家里先吃一些非处方药观察孩子病情变化，也想和大家分享我在门诊经常和家长们讲的关于疾病的方方面面，以及家长能自行完成的利于疾病恢复的治疗方法。

回顾以往，我做科普有十余年的时间了。科普的具体内容从专业角度并不难，但需要易懂并且准确就不那么容易。专业的医学文章虽然全是干货，但实在太干，给普通读者看味同嚼蜡，怎样把学术名词转化成通俗易懂且专业上又准确的文字其实很考验功力。比如讲解支原体肺炎、川崎病这些非常专业的疾病，如果照专业书讲解，家长可能会看不懂，所以我将患者可能的疑问提出来：都是肺炎，为什么支原体肺炎这么有名？从这点切入增加可看性、易懂性。医学科普不仅要易懂，更重要的是准确。川崎病一文写好后我同心血管的专家就文章内的细节反复确认五次才发出，每一数值、每一个措辞都尽可能准确有出处。而有些内容的舍弃，是因为这些内容尚没有定论，抛给家长模棱两可的信息只会徒增家长的忧虑。

医学的信息更新很快，需要医生终身学习，这是每一个医生的职责。做科普也是这样，不能把几年前写过的东西原封不动地发上去，有新变更的内容要及时更新。好的科普应该是大众看得懂，同行认可准确，而不能是过时的旧知识。

对于疾病的诊断和治疗，我在这本书里讲的并不多。本书的主要内容是家长就诊前及就诊后怎样看护孩子，怎样大致判断病情，怎样完成孩子需要的护理，疾病的诊断和治疗方案的制定还需要由专业医生来确定。

这本书部分内容脱胎于我的微信公众号（ID:chenyingyisheng，公众号名称：陈英），但公众号内容依照季节及当时疾病流行情况而写，不利于家长查找使用。此书将既往与疾病相关的科普内容系统化整理，为了便于家长阅读，按照比较常见的症状来分类。不按疾病归类，是因为很多时候家长并不知道孩子患的是什么病，但症状都会看得到，可以在对应的症状里查找到需要的内容。

现在是全媒体时代，信息表达方式不仅可以使用文字，还可以使用音频、视频，这本书里就有很多视频内容，获取方式非常简单，只要扫到对应位置的二维码，就可以看到我的讲解，希望借此能让阅读不枯燥，也可以比较直观地看到一些照顾生病孩子的方法，比如怎样给孩子拍背等。

书中涉及的大部分疾病是小儿内科疾病，但也有耳鼻喉、眼科、口腔等方面的内容，在此感谢孙鹏医生、王晶医生、张志华医生在专科方面给予的指导和建议，也感谢汪芸医生在儿内科心血管专科给予的建议，以及我的门急诊同事们给我的帮助。特别感谢新世纪医疗这个平台，在这个提倡全科医疗、家庭医生的大平台上，我可以随时和各科医生沟通探讨，不断更新健全知识。在这里，家庭医生的方式也让我与患儿爸爸妈妈有了更多的交流，更多的信任，更融洽的医患关系。

还要感谢王天有教授百忙中给我的书写序，感谢林依轮先生及夫人、孩子对我的信赖，感谢小小包麻麻及其团队对本书的帮助和支持。也感谢出版策划黄娟、王艳伟和编辑陈阳烨，谢谢你们的包容和理解。

最后要感谢的是我的孩子们，因为你们使我逐渐成长。给孩子看病特别有成就感，因为他们只要好些，不那么难受，就会笑。这些笑真好看，它是这个世界上最真的东西，这份真那么柔弱而又那么有力量。

期望你们一直笑着，爱你们！

新世纪妇儿医院儿科门急诊主任　　陈英

目录
Contents

1
Chapter

2
Chapter

3
Chapter

4
Chapter

第三章 关注小儿肠胃健康

第四章 掌握小儿皮疹常识

9
Chapter

视频索引

第一章　直面小儿发热

发热是儿科临床最常见的症状之一。对于医生来说大都不难处理，但新手爸爸妈妈就非常紧张，尤其孩子第一次发烧时，常常感到手足无措，本能的反应就是带着孩子往医院跑。孩子为什么玩得好好的突然就发起高烧？高烧后必须马上去医院吗？怎样退烧是最科学的？孩子第一次发高烧最可能是什么病？学会处理高烧了，但孩子这次是低烧，都说低烧不好，这是真的吗？在这一章您将会得到这些问题的答案。

什么是发热?
掌握科学的测温方式

　　体温超过正常即是发热。发热是每个新手爸爸妈妈都会碰到的难题。孩子一发热,父母们就紧张起来。在这里,我们将带大家来了解发热以及发热的处理方法,让难题变得容易一些。

了解什么是发热

　　要了解发热,首先要明确什么是发热?

　　正常小儿腋温波动在 36~37℃ 之间,肛温波动在 36.9~37.5℃ 之间。不同个体的正常体温略有差异,同一人在不同季节和一天内的体温也不尽相同。比如早晨体温偏低,下午略高,四季中夏季温度会稍高一些。运动、情绪激动、外界温度高都可能让体温升高,所以如体温稍有增高不一定有病理意义。比较确切的发烧是超过自身基础体温 1℃ 以上,但一般很少有人测基础体温,临床上普遍认可腋温或耳温超过 37℃ 即考虑为发热,当然上述外界温度及运动、情绪等因素要除外。

　　确定了什么是发烧,那体温测量的正确方法是什么呢?

　　比较常用的是腋温、耳温、额温测量,肛温测量因不好操作一般在家庭中使用较少。每种测量方法该怎样操作才是正确的? 又有什么影响因素呢?

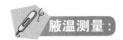

　　1. 电子体温计打开开关,水银体温计将水银甩到 37℃ 以下。

2. 将体温计放置腋下，夹紧体温计。

3. 水银体温计约需 5 分钟，电子体温计发出声音即可。

腋下不暴露在外表，温度受外界影响比较小，且腋下部位很少患病，不易出现因局部感染对体温读数产生影响的状况，因此是比较准确的体温测量方法，推荐使用。至于体温计是电子的还是水银的不重要，这两种方法都可以获得比较准确的数值。有的妈妈说孩子不让测腋表，一测就哭闹，坚持不了 5 分钟，其实，如果有合适的体位一般是可以完成的。一般来讲，人体腋下的正常温度是 36~37℃ 。也就是说如果腋下温度超过 37℃，即是发热。

耳温测量：

1. 环抱幼儿，将耳温计轻柔地放到幼儿的耳朵里。

2. 用另一只手轻轻地将耳朵向后拉（如果幼儿超过 1 岁，向后上拉），这样保证耳温计完全放入耳道，封住耳孔。

3. 耳温计放置好后按开始键。

4. 3~4 秒后读取耳温读数。

5. 为准确起见，可测量 2~3 次，取数值最高的一次。

由于耳朵暴露在外，易受环境温度影响，造成测量误差。孩子上呼吸道感染时易并发中耳炎，中耳炎会使耳朵局部温度升高，所测温度并不一定是全身温度的体现。所以耳温测量结果要评估其准确性。

扫一扫，学如何测耳温

额温测量：

额温是最简单的体温测量方法，因其测量方法便利快捷，仅用于发热筛查。额温非常容易受外界影响，如测量后发现体温偏高则需要用腋温和耳温再次确定，如测量后体温正常也不能排除发热的可能。

发热的原因有哪些?

发热的原因非常多,临床最常见的发热原因是感染:病毒、细菌、支原体及其他致病微生物入侵体内造成感染从而引起发热。但发热并不意味着一定有感染,当机体产热增多,比如组织损伤、内出血;散热障碍,比如烫伤后汗腺受损缺乏;体温调节功能失常,比如暑热等,都会出现发热的现象。还有一些非感染性疾病也会引起发热,比如风湿热、类风湿疾病、肿瘤等。

孩子为什么常常突然发热?

经常有妈妈来我这里说,"陈大夫,我家宝宝上午还好好的,怎么下午就突然发起烧来呢?""陈大夫,你说我家宝宝是感冒引起的发烧,可是他一点儿感冒的症状也没有啊,既不流鼻涕,也不打喷嚏,怎么突然就 39℃ 了?!他这种表现是不是白血病的前兆啊?"类似这样的问题层出不穷。其实孩子突然发热的原因很简单,就是自身免疫系统还不够健全。

成人感染某一种疾病后,由于自身免疫力良好,会将病原局限在局部,所以常常表现为局部症状,比如流涕、嗓子痛、咳嗽,如机体免疫力不够好,病情进一步发展,才会出现发热等全身表现。

孩子则不同,由于自身免疫能力不足(要到 5~6 岁自身免疫能力才能逐渐健全),病原入侵机体后,不能很好地局限在局部,因此最初的表现就是全身反应,即表现为发热,随病情演进,机体免疫力逐渐产生作用,才会出现局部症状。所以孩子感冒经常是先发热,待体温开始下降,才出现咽痛、咳嗽等局部症状,这是孩子生病的特点。

诊室小结

发热是孩子最常见的症状之一。认识发热的第一步是知道什么是发热,并学习体温的正确测量方法,保证测出的是真实的体温。引起发热的原因很多,最常见到的是孩子的各种感染:呼吸道感染、消化道感染。由于孩子免疫力的特点,发热常成为感染性疾病的首发症状,家长对此有所了解,就不会因为孩子突然而来的高烧太过紧张了。

2 孩子发烧时，家长要做的第一件事是退烧

孩子第一次发热时由于家长没有经验，常常令人猝不及防。等察觉时，孩子体温已经升得很高了。家长仅仅感觉孩子不像平时那么欢蹦乱跳，好像有点儿蔫儿，一摸额头好烫，一测体温已经39℃了！此时，很多家长常常是很懵很慌张，第一反应就是：孩子怎么了？赶快去医院！

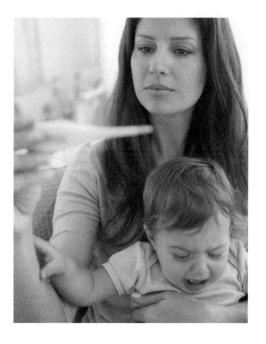

到医院才发现："我们匆匆忙忙带孩子到了医院，医生就给开了退烧药，退烧药我家里有啊。"有的家长对此很有怨气，还有因此和医护吵架争执的。其实针对发热、口服退烧药、多喝水、温水浴是最行之有效的方法，这些在家都可以完成，医生并没有更高明的手段。

对于家长来说，孩子发烧确实是一件大事，需要第一时间就诊。但作为医生，看到太多呼吸困难、心律失常、惊厥以及有生命危险的患儿，与这些真正危重的患儿相比，发烧实在是不能优先的病情。

很多育儿书籍或相关资讯都告诉家长孩子发烧要先退烧，很多家长也都了解，那为什么非要带着发烧的孩子来看病呢？您可能有这样的忧虑，或者踏进了这样的误区：

误区一： 发烧就要尽快看，省得耽误重病。

疾病的演变是需要过程的，虽说孩子病情变化快，但发烧 1~2 小时病情急转直下的患儿毕竟少之又少。如体温下降后，孩子精神情况良好或安然入睡一般不需要紧急就诊，就是到医院看医生，也只会给孩子退烧后观察孩子精神状况，如情况良好就让回家休息，建议病情有变化后再来复诊。医生诊断疾病也需要证据，发热 1~2 个小时，没有其他症状体征，没有化验结果支持，疾病很可能按多种走向发展，医生也只能给予经验型的判断，待症状再出现一些再诊断。而且，夜班急诊医生相对年轻，如病情稳定的复杂疾病，一般会建议第二天看专科或专家再做进一步诊疗。

误区二： 高热会把孩子脑子烧傻或烧成肺炎。

有的家长一见孩子体温那么高，就会担心会不会把脑子烧坏，会不会烧成肺炎？这是搞错了因果关系，不是发热烧坏脑子或造成肺炎，而是孩子患了脑炎或肺炎才会体温高热或持续不退。发热本身对孩子没有直接损害，但如果体温骤升或高热持续可能会出现热惊厥。

热惊厥多发生在 3 个月 ~5 岁的患儿。热惊厥往往发生于体温骤升阶段，多发生在发热的第一个 24 小时内，发热超过 24 小时出现高热惊厥的概率会大大降低。抽搐时间持续数秒或数分钟，一般不超过 15 分钟，在一次发热病程中一般只抽搐一次。热惊厥是急症，一般容易引起家长的恐慌。反复的热惊厥可能造成中枢神经系统的损害。

防止热惊厥发生，最关键的问题是将患儿的体温降下来，体温达到 38.5℃，要积极给孩子服用退热剂，并大量喝水以利降温。不要带着高热的孩子慌忙就医，先把体温降下来再带孩子去医院，这样就不会发生就诊途中可能出现的热惊厥。

误区三： 体温下降后医生判断不了病情。

医生判断病情不是通过体温高或低，体温高不意味着病情重，体温低也不意味着病情轻，最关键是要看孩子的精神情况，看孩子的其他症状，看孩子体检时的体征，最后结合化验检查结果综合判断。带着高热就诊并不利于医生对病情的判断，因为高热时，孩子会表现得烦躁哭闹，这些不适是高热所致，并不是病情严重的真实表现。观察孩子精神情况应该观察孩子体温基本退至正常时的状态，如病情较重，即使体温退至正常，孩子大都仍表现为烦躁哭闹或萎靡嗜睡。

误区四： 体温下降后化验就不准了。

化验结果与孩子的体温没有什么相关性（除一些比较特殊的化验），对于最常见的血常规化验，即使体温降至正常，异常的化验结果依然会显示出来。

化验的标本采集及结果与体温关系不大，往往与时间有相关性。有的家长刚一发现孩子高烧，就立即带孩子到医院，此时由于发病时间太短，反而不适于化验检查。比如大部分患儿做的血常规，在发热 12~24 小时还未发生变化，即使做了检查，可能也不是真值。

误区五： 体温持续不退在家中束手无策，只能去医院。

退热的主要方法就是服用退热剂，以及进行物理降温。在医院常规的退烧也是这些方法，除非碰到恶性高热、稽留高热才会采取一些特别措施。所以爸爸妈妈不要着急，只要按照正确的退烧办法来处理，一定能帮助宝宝顺利度过发热过程。

诊室小结

孩子发热不要慌张，不要匆忙跑医院，先在家对高热的孩子进行退热处理。体温退下来不影响医生对病情的判断，不影响化验结果。当孩子体温退后精神状况很好、能玩、食欲变化不大时，不需急于到医院就诊，观察病情变化就可以了。而如果体温基本正常时伴有明显的烦躁或萎靡，则需要及时就诊。但对于年龄小于 6 个月的婴儿，如出现发热，要及时就诊。

3 怎样正确给孩子退烧？吃退烧药后体温持续不降怎么办？

几乎每个有孩子的家庭都被孩子突如其来的发热惊吓过，也为孩子持续数日不退的高热焦虑担忧过，那么孩子高热到底该怎么办？吃了退烧药孩子体温就是不退怎么办？

小提示

一般服用退烧药后，30~50分钟体温开始逐渐下降。在等待药物起效的这几十分钟里，有的孩子体温还会升高，这时家长不要紧张。当发现孩子脖子后面开始有汗渗出时，体温就会逐渐下降了。

正确的退热方法

退热的方法分为两种：一是药物退热，即让孩子服用退热剂；二是物理降温，比如洗澡、酒精擦浴、冷敷等。

药物降温：

如孩子体温在38.5℃以下，一般不建议过于积极地给予降温处理，可让孩子多喝水，多活动，有时体温即会下降。

如孩子体温达到或超过38.5℃，建议给予退热处理，最主要、最确切、最直接的方式就是服用退热剂，如泰诺林、美林等药物，辅以物理降温方法。两种退热剂可交替使用（但不是必须交替），特别是体温持续高热，一种退热剂对体温的控制不理想时。

如体温超过38℃，但不到38.5℃，就要看孩子自身的情况，如既往有高热惊厥史，或发现孩子体温升高迅速（孩子每次发热体温变化情况病原体不同，热型常不同），即使不到38.5℃，也要让孩子服用退热剂。

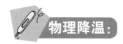

物理降温：

物理降温的方法推荐洗澡。这种方法孩子容易接受，家长也容易操作，而且降温效果也比较理想。对于退热剂降温不理想或体温下降后很快升高，但又不到两次服药间隔时间的患儿，此时辅以洗澡的降温方式是比较适宜的。洗澡的房间要保持适当的温度，不能太冷，泡澡前关闭门窗，保证室温，水温保证在平时洗澡的温度就可以。泡澡可持续 15~20 分钟，体温一般可下降 1~2℃，洗澡后擦干孩子头发及全身皮肤再开门窗。这种方法虽与传统观念有悖，但确实是非常好且易操作的降温方法，值得家长学习。

不推荐的退热方法

● **酒精擦浴**。这种方法也能起到降温的作用，但酒精刺激比较大，一般不建议家长使用。有些家长用酒精给孩子擦前胸后背，这是错误的，这样大面积的酒精擦拭，可能造成高浓度的酒精经皮肤被机体吸收，导致患儿酒精中毒。

● **冰贴冷敷**。这是辅助的降温方法，可以使用，但效果不大。给孩子贴冰贴的方法从某种意义上讲其实是在安慰妈妈。

扫一扫，
学正确的酒精擦拭法

● **坚决不退热**。现在有一些家长认为退热剂有副作用，或者认为高温环境不利于病毒或细菌的繁殖，所以当孩子发热时不给孩子退烧，让孩子扛着。高温环境不利于病原体生存是正确的，但高烧时孩子非常难受，常常因高烧而哭闹严重，夜间很难安睡，如体温不降一直哭闹躁动，会严重影响孩子的休息，而休息不好是非常不利于孩子对抗疾病的。另外，说到退烧药的副作用，网上传的很多，但再多也都是些孤立事件，都是很偶发的情况，退热剂是 OTC 药物（Over The Counter，非处方药），安全性良好，家长不必过于担忧。

吃了退烧药体温仍不下降怎么办？

最令家长着急的情况就是，孩子服用退烧药 1~2 小时后体温仍不下降，家长开始心神不定、如坐针毡。这往往成为家长带发热孩子就诊最重要的原因。

为什么会有服用退烧药后仍然不退烧的情况呢？其中两个比较主要的原因是：

● **服用退烧药后没有喝足量的水。**

孩子发热时体内代谢旺盛，会有大量水分被消耗掉，同时由于喉咙痛或情绪烦躁，孩子不愿喝水，导致水分摄入不足，两者综合致孩子体内水分减少。而退热药退热，需体内水分参与，如体内水分不足，即使服用药物，也会出现体温不降或降温缓慢的状况。

● **给孩子"捂"汗，穿太多衣服、盖太厚的被子。**

很多家长觉得孩子发热怕冷，应该多盖让孩子发汗。这个想法是错误的。孩子与成人不同，汗腺发育不健全，靠体表散热是孩子散热降温非常重要的途径之一，如在发热时给孩子捂得太严实，会造成升温快或降温不理想。家长只需让孩子穿的、盖的和平时一样多就可以了。

诊室小结

如想在服用退热药后让孩子体温理想下降，应保证让孩子喝足够多的水，特别是夜间发热，孩子正在睡觉，很难配合喝水，这时就需要家长强迫孩子喝水。

如服用退热剂1小时体温仍然没有下降，可考虑配合物理降温的办法，洗温水浴是值得推荐的方法。

如孩子服用一种退热剂后，还不到下一次可以服药的时间体温又开始明显升高，可以考虑服用另一类退热剂。比如服用美林后6~8小时才可以再次服用，但如果刚过5小时孩子就又开始发热且超过38.5℃了，可服用泰诺退烧。这就是前面所说的两种退热剂可交替使用。

上述要点完成得好，大部分发烧是可以退的。有些疾病致病力强会导致高热不退，比如流行性感冒，以及一些相对重的疾病。如果该做的都做了，但孩子还是不退烧，并且精神萎靡，建议就诊。

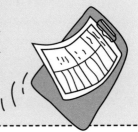

4 让人心惊的"高热惊厥"

在门诊接诊发热的孩子时，有的妈妈问我，如果高热不退发生高热惊厥了怎么办？处理方法不是没有，但就我的经验来说，遇到高热惊厥再镇静的妈妈也会惊慌失措。

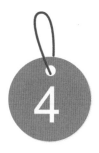

陈大夫的小诊室

　　Muran 妈平时非常镇静，孩子每次生病也不着急，但这次她抱着 Muran 慌慌张张地冲进急诊室。原来 Muran 来医院的过程中一直在发烧，一下车，突然就开始两眼上翻，四肢抖动。从冲进急诊室到医生给药后孩子停止抽搐总共 5 分钟，但 Muran 妈妈觉得这个时间长得就像一个世纪。等孩子不抽了，妈妈腿一软，瘫坐在了椅子上。

　　护士给孩子测了体温：39.8℃，立刻给予退烧处理，然后又查了血常规、血气、电解质，最后初步诊断为"高热惊厥"。

什么是高热惊厥？

　　惊厥是指神经元功能紊乱引起的脑细胞异常放电所导致的不自主全身或局部肌肉抽搐。而高热惊厥是指惊厥是由于发热所诱发，而不是由于神经系统疾病或其他因素所导致。

高热惊厥多发生于 3 个月 ~5 岁的婴幼儿。为什么婴幼儿易发生高热惊厥呢？这是由于婴幼儿的大脑皮质功能发育未完全，神经髓鞘未完全形成，所以皮质的抑制功能差，兴奋容易扩散。随着年龄的增长和大脑发育逐步健全，一般不会再发生高热惊厥。绝大多数儿童 6 岁后不再发作。

高热惊厥往往发生于体温骤升时候，多发生在发热的第一个 24 小时内，发热超过 24 小时出现高热惊厥的概率会大大降低。高热惊厥常表现为：意识丧失，双眼上翻，四肢强直抽动，抽搐时间持续数秒或数分钟，一般不超过 15 分钟，在一次发热病程中一般只抽搐一次。

高热惊厥会让孩子抽傻吗？

高热惊厥最让家长担心的是会不会影响孩子的脑子，会不会影响孩子以后的智力。

● 简单型高热惊厥

惊厥发作持续时间不超过 15 分钟，发作呈全身性，24 小时内无重复发作，则称为"简单型高热惊厥"。简单型高热惊厥长期预后良好，对孩子以后的智力、学习能力基本没有影响，约 1% 的患儿可能转为癫痫。

● 复杂型高热惊厥

惊厥发作持续时间超过 15 分钟，惊厥发作呈局灶性发作，一次发热性疾病中惊厥多次发生，则称为复杂性高热惊厥。复杂性高热惊厥约有 40% 的患儿转变为癫痫。对智力的影响程度取决于惊厥的发作持续时间。

高热惊厥了怎么办？

如孩子发生高热惊厥，家长往往非常害怕，因惊厥时孩子状况吓人，一家人都会手足无措，慌作一团。这时家长如果足够镇静可以将孩子放平，头偏向一侧，及时清理口腔内的分泌物、呕吐物，以免吸入气管，引起窒息或吸入性肺炎（大多数家长可能真的做不到，因为此时早已慌乱不堪）。如在医院发生或离医院很近，可尽快将孩子抱至抢救室，由医生进行抢救。有的家长在孩子惊厥发生时掐人中、打脸、将勺或筷子放在孩子嘴里都不是正确的方法，不建议采纳。

高热惊厥怎样预防？

高热惊厥是由高热诱发发生，最关键的问题就是发热时积极降体温。当体温达到38.5℃，要积极给孩子服用退热剂，并大量喝水以利降温。不要带着高热的孩子慌忙就医，先把体温降下来再带孩子去医院，这样就不会发生就诊途中可能出现的高热惊厥。

如孩子有高热惊厥病史，易再次发生高热惊厥。所以，再次发热时降温应更积极，一般体温达到38℃即服用退热剂，退热剂可选用含镇静成分的退热剂。

孩子高热惊厥对于家长估计是一辈子都忘不了的记忆。不仅对于家长，对于医生高热惊厥也是急症，需要立即抢救。在高热初起阶段积极降温是预防高热惊厥比较好的方法。如高热惊厥反复发生，要做脑电图检查，请神经科会诊，进一步明确诊断，确定是否需要长期用药控制，或发热时服用止惊药物预防发作。

5 直面孩子的第一次高热
——幼儿急疹

妈妈们大都有孩子患幼儿急疹的经验，很多妈妈育儿公众号里说起幼儿急疹也都是头头是道。网上、育儿书里也有很多有关幼儿急疹的知识。

但对于新手妈妈来说，只有经过这次疾病的洗礼才知道什么是病，才开始变得坚强。

陈大夫的小诊室

　　Xiaoxiao 6 个月了，妈妈带 Xiaoxiao 下楼玩了半小时，回来就发烧了，一测体温已经 39.2℃，全家人都有些慌乱。为此，家里人还互相埋怨，说不该带孩子出去玩。孩子第一次生病就烧那么高，又不会说哪儿难受，一时间大家都没了主意。Xiaoxiao 妈妈看过很多育儿书，判断可能是幼儿急疹，但孩子第一次生病，感觉心里没底，还是觉得去看医生比较稳妥。

幼儿急疹多发生于 5 个月 ~12 个月的孩子（也有大一点的孩子，但相对少见，我见到最大的幼儿急疹是 4 岁的小朋友，太少见了），多发生于孩子第一次高热。发热大都持续 3 天，一般都是高热，需要给予退热剂降温，服用退热剂后要大量喝水，退烧药效力一过就又会发热。发热这 3 天孩子精神情况一般很好，能玩、能吃，除了发烧，看起来一切正常。

在发热的这几天中，家长面临最大的挑战是给孩子退烧。由于幼儿急疹常发生在孩子第一次的高热中，家长比较慌乱，给孩子退烧往往不得要领，具体怎样退烧我们在上两节中已有讲述。如果体温下降后孩子精神好，吃、玩不太受影响，不需要反复就诊。

一般发热 3 天后热退，热退后出疹子。幼儿急疹最典型的特点就是"热退疹出"，即热退才出疹，出疹后不再发热。皮疹多从面部颈部开始，很快漫至前胸后背、四肢甚至手足心。出皮疹从开始到出齐需要 2~3 天，之后逐渐消退又需要 2~3 天。疹子消退后不留任何痕迹。

发热 3 天好不容易退烧，妈妈这口气还没松完，就会发现出疹子时孩子的精神情况会比发热时差很多，变得娇气爱哭。同时有些患儿出现明显的食欲减退现象，食量有时仅为发热时的一半甚至更少。有的孩子还伴有腹泻，腹泻轻重不等。有的 2~3 次 / 天，严重的 5~6 次 / 天也有，如腹泻严重就需要就诊。

幼儿急疹全过程总结：三天烧，三天疹，三天拉，无数哭闹，不喝水，不吃饭。幼儿急疹可能是很多新手妈妈第一次面对孩子生病，感慨做妈妈的不容易，也开始体会"养儿方知父母恩"的真谛。

说了这么多，总结来讲幼儿急疹是一个相对简单的疾病，它特点明显，合并症少。能这样比较明确概括特点的疾病对医生来讲就是比较简单的疾病。

当然，幼儿急疹中也有伴发粒细胞减少的，有伴发气管炎的，但发生率相对较低。

在发热的最初 1~2 天，幼儿急疹常常无法诊断，发热初期就诊医生往往会诊断为上呼吸道感染，这不是误诊，须待"热退疹出"才可明确诊断。

以发热为初期症状的疾病很多，并不都是"幼儿急疹"，当有下述情况时应积极就诊以免贻误病情：

- **持续发热超过 3 天**。
- **发热时伴发皮疹**。

观察皮疹以前胸部皮肤比较可靠。脸部皮疹易发生，不一定是疾病造成的，背部皮疹常由于发热出汗刺激所致，不易确定是否与疾病有关。每日洗澡后要仔细检查有无皮疹。单独发热或单独发疹性疾病往往不可怕，发热同时出疹子的疾病种类复杂，有些需要特殊治疗，需待医生明确诊断。

- **发热不退伴有咳嗽**。
- **体温降至正常时精神萎靡或烦躁**。

有上述情况时需要就诊或复诊。

诊室小结

　　幼儿急疹全过程：三天烧，三天疹，三天拉，无数哭闹，不爱喝水，不爱吃饭。

　　但其特点明显，变化少，合并症比较少，是一个相对简单的疾病。

　　有下述情况时应积极就诊以免贻误病情：

★ 持续发热超过 3 天。

★ 发热时伴发皮疹。

★ 发热不退伴有咳嗽。

★ 体温降至正常时精神萎靡或烦躁。

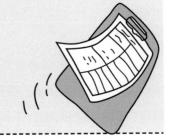

6 婴儿发热不要退烧了事，再带孩子去验个尿

我们在前面的文章中提到过，6个月内的孩子很少发热，发热就要重视。这往往意味着即使没有什么其他症状，孩子的病情也可能比较严重。

陈大夫的小诊室

　　Tongtong 4个月大，来就诊时体温很高，达39℃。孩子一般情况较好，略有点爱哭，没有咳嗽、流涕及其他伴发症状，体检也没有发现什么异常。我建议家长先给孩子做个血常规，然后再去做一下尿常规的检查。在做尿常规检查之前，取尿样时，小朋友不知何故烦躁哭闹了一阵。

　　血常规的结果：白细胞明显增高，中性粒细胞增高。尿常规的结果：镜检可见20~30WBC/HP，3~5RBC/HP（即显微镜下可以看到较多的白细胞、红细胞）。诊断明确：泌尿系感染！

相对于呼吸道感染、肠道感染而言，泌尿系感染是小儿相对少见的疾病。但小儿泌尿系感染常病情隐匿，且有可能造成比较严重的后果，比如对肾脏不可逆的损害，并与小儿泌尿系先天发育异常相关。所以，家长了解一些相关的知识还是十分必要的。

不同年龄段孩子泌尿系感染的症状并不相同：

小婴儿：

对大部分泌尿系感染的婴儿来说，不明原因的发烧可能是唯一的症状。

除发热外，如果家长细心观察，会发现孩子小便时比较烦躁易哭闹，或经医生提示觉察到孩子小便时有哭闹，这往往是尿痛的表现。

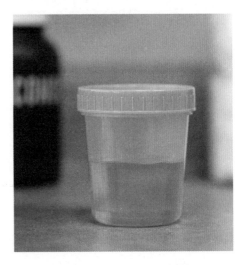

小婴儿不明原因的发热，最好进行尿常规的检查。如只进行血常规的化验常可见白细胞增多，临床给予抗生素治疗后体温会很快被控制，但常因疗程不够而使病情迁延。尿常规的检查很容易进行，对孩子没有任何创伤，尿常规发现异常即可按泌尿系感染进行正规治疗。

幼儿：

常会诉说尿尿疼或拒绝尿尿（表现为尿少）。

泌尿系感染的症状为尿频、尿急、尿痛。但对于孩子而言，其症状往往没有这么典型，其中尿痛的症状会相对明显，而尿频、尿急多不显著。因小儿外阴黏膜娇嫩，容易发生外阴炎，因此当孩子诉说尿尿疼时，不容易引起家长的注意，更不会想到可能是泌尿系感染。当孩子诉说尿尿疼时，家长应该检查一下宝宝的外阴，如果没有明显的红肿，应想到泌尿系感染的可能。检查方法很简单，留一点尿送到医院进行化验就可以了。做尿常规可以取晨尿或随机尿，一般留取中段尿，开始排出的部分弃之不要，可以避免标本污染。尿常规一般两小时内送检都有效，超过时间后尿液就会滋生很多细菌和微生物，蛋白会分解，这些可能影响化验结果的准确性。

学龄前儿童：

5岁后仍尿床的孩子应警惕泌尿系感染。

相对于有症状的泌尿系感染来说，无症状或非泌尿系感染症状的泌尿系感染会造成更为严重的后果。

5岁后仍尿床的孩子，要警惕有无泌尿系感染的可能。尿床的原因有很多，但一定要排除隐性的泌尿系感染。

我曾接诊过一个6岁仍然尿床的小女孩，她也看过其他医生，一直没有确切的诊断。我为她查了尿常规，发现尿中有较多的白细胞，泌尿系感染成立，所幸的是孩子的肾脏结构及肾脏功能没有发生异常。经过治疗后，孩子尿床的症状也随之消失了。

这个例子不是说所有的尿床都是泌尿系感染造成的，而是提醒家长不要总是让孩子吃中药或等待，查一个尿常规是再简单不过的了，如果没问题，再考虑其他的疾病和治疗。

临床还碰到过一个病例：在一次常规的体检中，发现孩子的尿液中布满白细胞，但孩子没有任何临床症状。B超显示两侧肾脏不等大，一侧肾结构异常。这个例子虽然并不典型，但应引起家长的注意，因为这次检查的结果是挽救了孩子的肾，何其重要！所以如果有条件，让孩子每年做一个常规体检还是很有必要的。

泌尿系感染诊断后的治疗家长要给予足够的重视。一般来讲，泌尿系感染治疗后症状会很快缓解，比如以发热为唯一表现的小婴儿泌感，常常服药 1~2 天体温就降到了正常。有时家长会担心抗生素的副作用而很快给孩子停药，这是绝对不可以的，这样做的结果是易导致感染迁延不愈，感染上行，演变成肾盂炎、肾盂肾炎、肾脓疡等，最终会导致肾脏结构及功能异常。虽然这些严重疾病出现的概率不高，但后果都很严重。泌尿系感染的治疗必须严格遵照医嘱完成整个疗程。

泌尿系感染在女孩子中发病相对较多，而男孩子由于尿道长，发生泌尿系感染的概率较低。一般来讲，男孩发生一次泌尿系感染就应考虑有没有泌尿系先天发育异常，而女孩子如反复发生泌尿系感染，也应考虑有无泌尿系先天畸形。有无先天畸形可通过泌尿系B超确定，因其不是常见疾病，所以最好请比较有经验的儿科B超医生做检查。完全明确诊断需要在肾脏内科或泌尿外科医生的建议下进行造影检查。

7 夏季发热要注意是否"中暑"

不是所有的发热都是由感染造成的，尤其夏季要注意是不是中暑了。

陈大夫的小诊室

　　Tiantian 来就诊时，脸红红的，但手很凉，估计一会儿体温要上升。妈妈说昨天夜里孩子突然哭起来，头特别烫，一量体温 39.8℃，吃了退烧药，体温退得很慢，折腾了 1 个小时才退到 38℃，这才慢慢睡着了。早晨起来勉强喝了一碗粥，一会儿就全吐出来了。

　　小朋友软软地躺在床上，像个小小的"大"字，不怎么说话。我询问了病史，得知周末孩子去社区表演舞蹈了，天气炎热，孩子们连准备带表演折腾了 3 个小时，跳完舞孩子们都晒得脸通红，汗流浃背。家长们心疼，赶快让孩子坐到凉爽的车内。回家后，孩子吃了不少饭，晚上就有点儿蔫，以为是太累了，没想到，夜间突然开始高烧。

　　给孩子检查了身体，化验了血常规，没有什么异常，结合病史考虑孩子可能是暑热。

什么是中暑？

　　相对于成人，孩子对外界温度的适应和调节能力比较差，特别是 3 岁以内的婴幼儿就会更差。这是由于他们的大脑体温调节中枢在 3 岁前还未发育成熟，孩子的体温随环境温度的变化而自行调节的能力较差，加上排汗功能较弱，身体不容易散热。如果外界温度过高，孩子的体温就会随之增高。

　　由于疏忽造成孩子在高温环境中或在烈日直射下活动时间较长，导致体温调节功能失衡，水盐代谢紊乱和神经系统功能损害所产生的一系列症状就是中暑。小儿中暑时，常表现为发热、头晕、头疼、汗多、口渴、注意力不集中、烦躁、恶心、呕吐，严重的还会出现高热持续不退、惊厥等。妈妈们照顾下的孩子会避免太晒的环境，并能积极给孩子喝水，一般不会造成严重的中暑，但有时酷暑下参加集体活动、户外活动易造成中暑。如果摄入的食物再多些、杂些，往往还伴发腹泻等肠道症状。孩子中暑发热，常伴有呕吐，又高烧又呕吐看着病情挺重，但一般恢复比较快。在清凉环境中休息，多饮水，饮食清淡一些，1~2 天即可恢复正常。

怎样预防中暑？

　　1. 气温高时选择合适的户外运动时间：要在太阳高照以前，或下午四五点之后。

　　2. 控制时长：每次 0.5~1 小时，休息后可以多次。

　　3. 选择场地：选择有遮挡或有树荫的阴凉处。

　　4. 多喝水，切记！但要少喝冰水，少吃冷饮。

　　5. 高温环境玩耍后不要马上进入温度低的车内、家中或超市、餐厅，最好让孩子在户外阴凉处休息会儿，大量饮水，出一些汗，再改换环境。

　　在三伏天气温特别高时容易发生中暑。但春夏交替气温骤升时，由于之前温度不高，常让大家疏于防范，而且气温往往高得不那么夸张，对中暑的警惕性不够，反而容易发生，需引起家长注意。暑热的孩子一般发热都比较高，而且很急，孩子再一呕吐常常令家长很紧张。如果发热之前有导致暑热的因素，家长就不必过于担心，可自己按上文描述的暂作处理，如缓解不理想，心里没把握，就带孩子就诊，就诊时要把暑热的病史告诉医生。

小提示

　　当孩子出现下列情况时应考虑中暑了：

1. 曾在高温环境较长时间滞留。

2. 随后出现发热、恶心、呕吐，不伴有其他症状。

3. 体格检查、化验均无明显异常。

8 孩子发低烧是否更可怕？

很多家长们都有这样一个感觉：普通感冒多表现为高热，而低热可能意味着慢性的或一些隐匿性的疾病，事实真的是这样吗？

陈大夫的小诊室

　　Xiaojing 发烧 4 天，已经是第三次就诊了。昨天妈妈刚带孩子来医院看过，今天姥姥不放心又带孩子来了。姥姥说："孩子发烧 4 天了，要是高烧还不害怕，但每天都是低烧，非常担心会不会是什么特殊的疾病。"有这样想法的家长不在少数，纷纷表示不怕高烧，却担心孩子发低烧。

　　一般的感冒或气管炎孩子既可能出现高热（更多见），也可能出现低烧。发热的高低取决于病原的致病性及患儿的个人反应，一般的感染，低热往往意味着孩子的病情相对轻一些，或病原的致热性相对弱一些。并不是一般家长怀疑的更重的疾病。

　　令我们担心的低热往往不是 3~5 天的低热，而是持续不退的低热，比如 2~3 周甚至更长时间的低热。长时间的低热需要家长密切关注，并及时就诊。

如果觉得孩子长期低热，首先要保证体温测量的准确性：建议尽量测腋温，这样受外界环境影响较小。测体温的时间最好相对固定，每天早晚各测定一次，并做记录。曾经接诊一位患儿，家长称孩子一直低热，已经 2~3 周了，很担心。我询问怎么测的体温，家长说测的是耳温，测体温的时间也没准，有时早晨有时晚上。这样的测量结果并不准确，我嘱咐家长在这种情况下要给孩子测腋温，每天傍晚测（孩子下午、晚间温度会较早晨高 0.5℃）。这样正规测量 2 周后发现孩子的体温基本是正常的，警报解除了。

而较长时间的低热不仅令家长担心，也会引起医生很大的关注。持续发热的疾病很多，比较常见的有下列疾病：

结核

现在结核的发病率是比较低的，但如果孩子持续低热，结核应考虑在内。尤其家中老人既往有结核病史，近来身体状况欠佳时。结核是一种比较容易复发的疾病，因为结核治疗不能根除，只能控制，当机体免疫力低时就容易复发。有的家中保姆来时未做完整的体检，可能患有结核，而结核病有时的症状并不像电影里表现的咳嗽、咯血，而仅仅表现为乏力、低烧（可能她自己也没有察觉）。如果孩子出现持续低热，要排除结核的可能。可做 PPD 检查（结核菌素试验，是一种协助诊断结核的方法），必要时要拍胸片。

泌尿系感染

孩子的泌尿系感染不像成人，有比较明显的尿频、尿急、尿痛症状。婴儿泌感可能表现为高热，而大孩子的泌感可能表现得非常隐匿，有的仅仅只表现为不规则的低热。孩子持续低热最好做尿常规检查，排除泌尿系感染的可能。

一些相对少见的疾病

一些风湿免疫类疾病比如风湿、类风湿也可表现为持续发热，这类疾病诊断复杂，需要做很多化验检查。白血病或一些恶性疾病也可表现持续发热，但多伴有乏力、贫血、出血征象，临床做末梢血常规可以初步判断，明确诊断需要骨穿及其他检查。发热待查的疾病还有很多，如持续发热，临床会逐一排查。

上述这些疾病相对都不多见，临床多见的是 3~5 天的低热，这种低热基本都是病毒或细菌性呼吸道感染造成的，家长不必过于紧张。

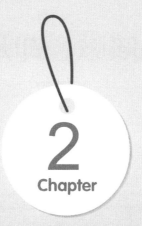

2

Chapter

第二章 听音辨病，解密"咳嗽"

　　咳嗽是人体清除呼吸道内的分泌物或异物的保护性呼吸反射动作。咳嗽几乎是孩子生病最常见的症状了，作为医生一年四季都会看到在咳嗽的孩子。那么，同样是咳嗽的症状，就真的是一种病吗？感冒的咳嗽和过敏性咳嗽怎样区分？孩子咳得厉害会咳成肺炎吗？咳嗽得厉害时，是要止咳还是化痰？预防咳嗽要注意哪些？

1 同是咳嗽，却是不一样的病

咳嗽是孩子非常常见的一种症状，几乎所有孩子都咳嗽过。症状同样是咳嗽，但反映的可能是不同的疾病。妈妈们可以通过甄别不同的咳嗽，而掌握相应的应对策略。

发热、咳嗽、流涕——普通感冒

普通感冒的咳嗽常常不在发病的初期表现出来，感冒的首发症状一般为发热，发热2~3天体温开始下降时才逐渐出现咳嗽等呼吸道症状，并且在咳嗽的第2~3天会变得较严重，随后咳嗽症状减轻，病情逐渐好转。当然也有的感冒会发热与咳嗽同时发生，同时伴有流涕鼻塞等症状，还有一些感冒只有咳嗽、流涕等呼吸道症状而不发烧。

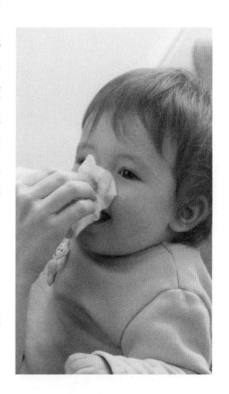

普通感冒的咳嗽多为声声咳（也有阵咳），白天晚上均有，但都不十分严重，干咳、有痰，一般不伴有喘憋。病程大约1周左右。

这种咳嗽在临床中最为多见，孩子的咳嗽也多是由感冒引起的。

应对策略

● 发热渐退后出现咳嗽不要过分紧张，这是疾病的正常过程。很多家长觉得孩子体温逐渐下降就说明疾病好了，刚想松口气，孩子又咳嗽起来，就担心孩子的病情是不是又加重了？是不是得了气管炎、肺炎？这往往是第二次就诊的高峰。其实如果孩子体温下降或正常后，孩子开始咳嗽，咳不重，一般情况是可以不就诊的。

● 普通感冒的恢复时间大约需要一周，在此期间建议不要反复就诊。一般的病毒性呼吸道感染需要一周的时间，体内逐渐产生抗体，孩子慢慢康复。

● 如高热持续伴有咳嗽加重，或咳嗽过程中出现发热，往往意味着病情加重，可能出现气管炎或肺炎，必须就诊。

小提示

反复就诊并不能让孩子好得更快，相反，反复到医院可能造成交叉感染，反而让孩子的病程迁延。

咳嗽呈"犬吠样"——喉炎

喉炎的咳嗽极具特征性："犬吠样"咳嗽，这是相对专业的描述。如果家长发现孩子的咳嗽声音与往常的咳嗽非常不同，或者孩子的咳嗽声音像老头一样特别粗，或咳嗽时声音嘶哑，或伴有喑哑或失音，应考虑为"喉炎"。

喉炎常伴有发热，大都起病急，进展非常快，夜间症状相对较重。喉部充血水肿严重会造成发憋、呼吸困难，甚至会有生命危险。

应对策略

● 如发现孩子咳嗽声音特殊，不同以往，就诊是第一选择。医生会针对孩子病情轻重，给予雾化或肌注、静脉激素治疗。

咳嗽伴喘——毛细支气管炎、哮喘

所谓"喘憋"，家长常常察觉不到。家长对发热咳嗽往往比较重视，对这种"喘"很可能会忽略，很多患儿在家喘了一晚上家长才意识到应该就诊，这是非常危险的。因为如果喘憋严重，持续时间长，会造成呼吸衰竭、心功能衰竭等严重后果，甚至有生命危险。

扫一扫，怎样识别咳嗽憋喘

怎样识别小婴儿是否喘憋呢？仔细观察孩子，如果发现他呼吸很费力，鼻翼翕动或特别烦躁哭闹，睡不好来回折腾时，就要考虑孩子是否喘憋。喘憋明显时家长会听到孩子呼吸时有"咝咝"的声音，因为痰比较多，有时还会听到"呼噜呼噜"的声音。

当婴儿咳嗽伴有明显喘憋时应考虑毛细支气管炎。毛细支气管炎以喘憋为主，咳嗽轻重不一。

而较大的孩子如咳嗽伴发喘憋往往表现为活动明显减少，活动后咳嗽明显增多，有的孩子会自诉发憋。大孩子咳喘应考虑"哮喘"或"气管炎"。

应对策略

● 孩子咳嗽不重但伴有呼吸费力、呼吸增快或呼吸时有"咝咝"声，或孩子体温正常但哭闹烦躁明显，应及时就诊。

● 小婴儿"毛细"需要雾化治疗同时加强拍背排痰，拍背排痰是毛细支气管炎治疗的重要部分。

咳嗽迁延不愈——过敏性咳嗽（变异性哮喘）或其他

如果孩子咳嗽时具备下列特点：

1. 每次感冒气管炎咳嗽时间超过 3 周。

2. 咳嗽以夜间、晨起为主。

3. 运动后咳嗽明显加重。

4. 较长时间抗生素治疗无效。

应考虑为"过敏性咳嗽"。

应对策略

● 带孩子就医时，要将这些病史提供给医生，以利于医生判断病情。

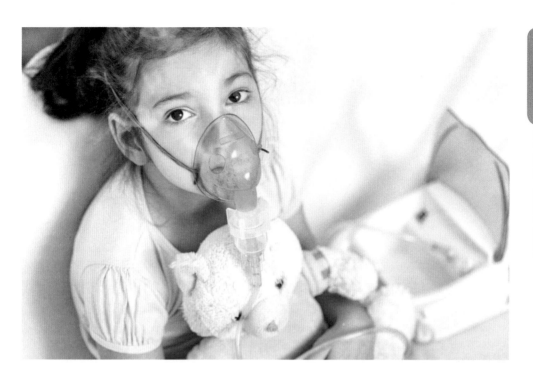

● 遵医嘱雾化用药或使用针对过敏性咳嗽的药物，不要满世界找偏方，非专业医院的中医中药慎服。

诊室小结

　　同样是咳嗽，"病"不相同。我们希望家长能通过这篇文章了解什么样的咳嗽需要紧急就诊，不能延误；什么样的咳嗽需要提供给医生特殊的病史；什么样的咳嗽需要几天的恢复时间，不要反复就诊。

　　当然，任何疾病都有特征，但任何疾病也都有特例，请不要拿这些比较典型的症状和疾病去对号入座，对于疾病的诊断和治疗，还是需要医生来确定的。

2 莫将"过敏性咳嗽"当感冒

每年春天秋天,最早感知季节更替的其实不是花鸟,最敏感的是那些过敏体质的人,我常常从他们的咳嗽、流鼻涕中感知到季节变更的来临,而往往这时我还穿着棉衣或夏装。

陈大夫的小诊室

　　Xixi穿着短袖,咳嗽着进了诊室,一直不停地咳。妈妈告诉我,Xixi周末还去草原玩得开心,周日晚上就开始咳嗽不止了。翻看去年的病史,也是差不多8月份,也是这样的咳嗽。妈妈说:"觉得天气还很热,应该没什么事儿,没想到一下子就咳嗽起来。"

　　刚开春或入秋时,这样的患儿会很多,我常说这些孩子都是先知先觉的人,只可惜以疾病的形式表达。

　　Xixi患的就是过敏性咳嗽。

当临近季节变更或季节变更伊始,孩子一次户外活动后出现非常频繁的咳嗽,并且持续时间较长,常常超过两周,有的会持续1~2个月,但多不伴有发热,先后使用多种抗生素及止咳药,效果都不明显。这类小朋友的咳嗽多在夜间比较明显,经常会咳醒。白天孩子安静时会咳嗽较少,但只要剧烈活动就会咳嗽加重。胸片及血液检查均无明显异常。以往这部分病儿常被诊断为感冒或支气管炎。近年来国内外学者发现,这些患儿可能患了过敏性咳嗽,或咳嗽变异性哮喘。

一般感冒的咳嗽持续5~7天,病程长一些的大约10天,很少超过2周。感冒的咳嗽白天、晚上都有，不像过敏性咳嗽或咳嗽变异性哮喘大都集中在夜间和晨起。如果感冒是细菌感染所致，那么抗生素治疗后症状缓解得会比较快。

对比二者，会发现差别还是比较明显的。但过敏性咳嗽或咳嗽变异性哮喘有时病情没有这么典型，孩子白天不太咳嗽，容易被家长忽视，觉得是感冒还没好，只让孩子吃止咳化痰的药，看病时也没提供上述病史，造成没有给予针对性的药物，咳嗽反复不愈。

治疗原则

过敏性咳嗽或咳嗽变异性哮喘的诊断和治疗均应由医生确定，治疗药物也基本是处方药，家长不要自主选择使用。在这里只需要知道一些原则即可，不需要具体掌握。

1. 使用抗过敏药物：可使用专门针对过敏性咳嗽或过敏性鼻炎的药物，如白三烯受体拮抗剂，或使用 H2 受体拮抗剂。

2. 使用雾化吸入药物：吸入激素类药物以降低气道的高反应性，吸入缓解支气管平滑肌痉挛的药物以及减少黏液分泌的药物。

3. 少服或不服抗生素：如明确为过敏性咳嗽或咳嗽变异性哮喘，没有发热等感染症状，仅表现为咳嗽，可不使用抗生素。

4. 过敏性咳嗽或咳嗽变异性哮喘在积极治疗的同时，应积极寻找过敏原（可以做过敏原检测），如果能避免过敏原应是最好的方法。

过敏性咳嗽或咳嗽变异性哮喘和哮喘一样，病因复杂，诱因多种多样。在药物治疗以外，孩子的衣食住行应该留意些什么呢？

● **衣**: 初春天气乍暖还寒，忽冷忽热，秋天雨后易气温骤降，季节更替时气温变化比较大，外出要携带能加减的衣物，热了

小提示

其实家长不需要学会区分什么样的咳嗽是感冒，什么样的咳嗽是"过敏"，您只需要知道有一种咳嗽叫过敏性咳嗽，就医时把孩子的咳嗽特点告诉医生就可以了。

当考虑或诊断孩子患有过敏性咳嗽后，在治疗上与诊断为感冒或气管炎是有非常显著的不同的。

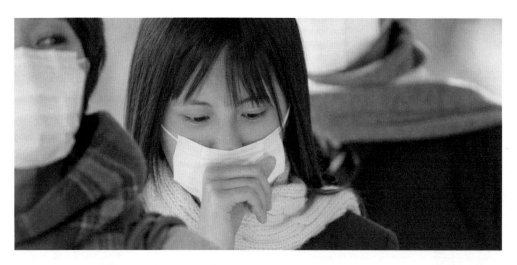

脱冷了穿，不要教条地"春捂秋冻"，更不要一直捂个没完没了。还可在孩子出门时给他戴一个口罩，这样可以在春天有花粉、柳絮、风沙时屏障遮挡；入秋初遇冷空气时不直接吸入寒冷干燥的空气，减少冷空气对气道的刺激。

● **食**：饮食方面要注意避免食用易引起过敏症状的食物，比如海鲜。可让孩子多吃梨、苹果等水果，也可让孩子适当喝点蜂蜜水。

● **住**：家里最好不要养宠物和花，不要铺地毯；不要让孩子抱着长绒毛玩具入睡；在浴室和地下室，应使用除湿机和空气过滤器，并定期更换滤网。

● **行**：孩子易发生过敏性咳嗽的季节，尽量不长途旅行，以免孩子到新环境由于不适应而造成过敏性咳嗽发作。如条件允许，秋冬季到温暖湿润的地区生活应该是不错的选择，有的小朋友秋冬到南方生活，过敏性咳嗽的发作会明显减少。

诊室小结

　　总结上述症状，当家长发现孩子的咳嗽呈现下列特点时，要意识到孩子可能患了过敏性咳嗽：

　　★ 每次咳嗽时间超过 2~3 周。

　　★ 咳嗽以夜间、晨起为主，干咳较多。

　　★ 运动后咳嗽明显加重。

　　★ 临床检查无感染表现，较长时间抗生素治疗无效。

　　★ 家庭成员有类似发病或有过敏性疾病。

　　诊断了过敏性咳嗽，除按医生要求进行治疗外，还要努力寻找引起过敏的因素。

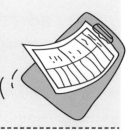

3 咳嗽声音不同以往，可能是"喉炎"

陈大夫的小诊室

今年春节期间某天我值夜班，晚上12点把等候的病人终于全部看完，身体已经十分疲惫，躺下迷迷糊糊刚要睡着，突然电话铃大响，护士打来电话说病人情况很严重，我瞬间清醒，洗了脸赶快来到诊室。

这是一个患了"喉炎"的孩子，问病史的过程中孩子呼吸突然增快，明显呼吸困难，有点烦躁不安，赶快把孩子抱到急诊室，让护士立即给孩子打了一针地塞米松（激素），做了一次雾化，吸氧，孩子呼吸困难仍然缓解不明显，准备开辟静脉通道（输液），叫麻醉科插管（孩子喉部水肿将气管堵住，随时有生命危险），然后又第二次雾化吸入。很幸运，这次雾化后孩子的状态开始缓解，呼吸困难逐渐减轻，渐渐恢复了正常。

我出了一口长长的气。喉炎就是这样一种紧急且非常危险的疾病。好在这个患儿之前得过喉炎，所以这次发病有点苗头家长就立即带孩子来医院了，不然后果难料。

当然，不是所有的喉炎都这么来势凶猛，进展如此快的还是相对少数。但喉炎在儿科疾病里属于急症，必须及时就诊，这点家长一定要了解。

什么是喉炎?

小儿急性喉炎是以声门区为主的喉黏膜的急性炎症。小儿喉腔本身狭小，喉软骨支架弱，当喉腔炎症时黏膜和黏膜下发生水肿。在一个相对狭小的部位出现水肿，空间更为狭小，气流通过比原来细的管道内径就会发出特殊的声音，即出现"空、空"的咳嗽声或咳嗽声音粗重如老人。

喉炎咳嗽的特殊性不构成喉炎的风险，喉炎的风险是喉头水肿及呼吸困难。当喉头水肿严重，孩子喉咙被堵死，就会出现呼吸困难甚至有生命危险。

喉炎大都起病急，进展非常快，夜间症状相对较重。如我举的例子就是发生在深夜 12 点。

喉炎怎么识别?

估计看到这儿家长已经很害怕了，那什么样的情况可能是喉炎呢?

当您发现孩子的咳嗽与以往都不一样，咳嗽很粗像老人，或觉得咳嗽非常深，或咳嗽声音嘶哑，甚至失音，都有可能是喉炎。当有这些情况出现时，一定要积极就诊。不要觉得孩子不发烧，就先等等看。如果孩子白天咳嗽声音怪，夜间哭闹或者烦躁得不入睡但并不发热（发热本身可以引起孩子哭闹），可能是呼吸困难，需立即就诊。

喉炎病情进展迅速，夜间会突然加重。比如我夜间急诊的这个患儿，白天咳嗽略有声音嘶哑，晚间病情突然加重，病情急转直下，很快出现呼吸困难，幸亏发生在医院，很快得到及时救治。

喉炎，需引起家长高度重视。

喉炎的诊断治疗

医生会根据患儿特征性咳嗽及声音嘶哑等症状做出诊断。针对孩子的病情轻重，医生会给予雾化或肌注或静脉的激素治疗。激素治疗的主要目的是减轻喉头水肿，保持呼吸道通畅。针对喉炎，激素是必要的治疗手段。激素治疗效果大多非常明显，症状可很快缓解。但也有非常严重的喉炎通过激素治疗不缓解，喉头水肿严重，需要气管切开，甚至也有抢救不过来的患儿。

4 怎样避免孩子反复咳嗽？

一次两次咳嗽并不可怕，让家长忧心忡忡的是一咳嗽就是一个月，又或者咳嗽刚好两天又咳起来。我在门诊经常听到的一句话就是："陈大夫，我们又来了。"

是什么原因让咳嗽反反复复，没完没了？我们又怎样去破解一个个困局？

原因一：反复呼吸道感染

反复呼吸道感染是反复咳嗽最常见的原因。秋冬季干冷的空气会降低人体的呼吸道自身抗病能力，因此呼吸道感染患儿开始增加。而随着呼吸道感染者的增加，过敏原也在增加，交叉感染的概率也就增加了。

经常有小朋友感冒咳嗽刚好，送到幼儿园不到一个星期就又开始咳起来。这是由于孩子疾病刚好，免疫力比较弱，而小朋友中很多带病去幼儿园，交叉感染，造成再次咳嗽。

也有的小朋友病刚好，妈妈就带孩子去了人群密集的场所，比如购物中心、电影院、餐厅，这些空间没有良好的通风，而且人口稠密，患病人群夹杂其中，造成再次感染、再次咳嗽。

还有的小朋友小病初愈，要吃好吃的，要连续吃好吃的，吃了几天，大便不通了，积食上火了，又发烧咳嗽了。

如何应对这种情况？

呼吸道感染完全避免不太现实，但注意下列事项是可以减少发生的：

患病时最好在家中养病，不要带病上学、上幼儿园，这既不利于本人恢复，又容易传染给其他小朋友。

病初愈时，人群密集的公共场合少去或不去。

大鱼大肉不吃或少吃，温热性水果如芒果、樱桃不吃，干果类少吃，有些孩子要控制甜食。

多饮水，每日排便。

每日早晚冷水洗脸，锻炼对寒冷的耐受能力。

天冷风大时出门戴口罩，减少寒冷空气的直接刺激。

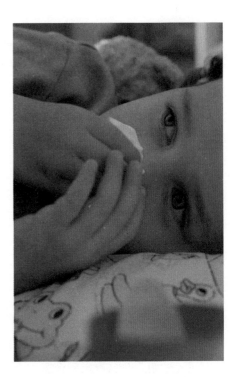

原因二：过敏性咳嗽或哮喘的治疗疗程不够

很多家长仍然对雾化治疗中的激素成分心存顾忌，总是在咳嗽减轻后自行减药或停药。

如果您的孩子诊断为过敏性咳嗽或喘息性支气管炎或哮喘，医生会给予雾化吸入治疗。这种治疗往往持续时间比较长，有时需要在咳嗽症状完全缓解后再继续雾化治疗一段时间。如果咳嗽症状刚一缓解就停药，容易造成咳嗽反复不愈，即咳嗽刚好一点就停雾化，停雾化后咳嗽又很快加重，还要再次雾化。其实，这样咳嗽迁延的时间会更长，雾化吸入的药物反而更多。

如何应对这种情况？

不要自行决定停药，切记！要在医生的指导下减药、停药。咳喘发作时开始雾化吸入治疗，最好 3 天复诊一次，请医生指导用药。

咳喘的孩子不要轻易放弃西医治疗而只用中药调理。如果选择中医中药，一定去正规的中医院。

我曾经接诊过一个患儿，咳喘明显，让他进行雾化药物，妈妈觉得里面有激素，不愿意用，选择去看中医。服中药后咳喘确实得到了缓解，但半年后孩子出现了"满月脸、水牛背"等激素面容，家长拿中药去检测，才发现里面添加了激素成分，而且量不小（量小了效果就不明显了），真是害人。其实雾化治疗激素量小且局部用药，全身吸收极少，而口服激素量大、副反应大，现在治疗咳喘口服激素已不做一线药物使用。

家长们一定不要盲目相信号称特别有效的中药，不要随意相信偏方！

原因三：遭遇刺激因素

临床上经常碰到这样的情况：孩子的咳嗽明明已经好转，病快好了，却突然又加重，咳嗽得非常频繁，家长不明白原因，会比较忧虑和紧张，觉得是不是转成别的病了，或是不是病情加重成肺炎了。病情加重的可能性的确存在，但我们首先应该考虑病程中有没有新的刺激因素出现，比如下列这些：

● **雾霾天气**：霾中细小粉粒状的飘浮颗粒物直径一般在 0.01 微米以下，可直接通过呼吸系统进入支气管，甚至肺部。所以，霾影响最大的就是人的呼吸系统。

如有条件选择变更居住地，可以飞到温暖湿润的南方。但多数家庭因为工作、上

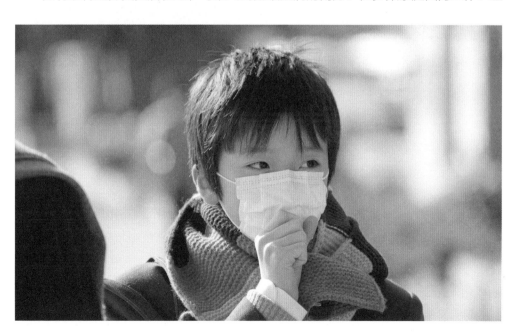

学等各种因素只能留在原地，那就变更小环境，净化室内空气或外出时戴上有过滤作用的口罩。

● **寒冷空气**：在室外受到干冷空气的刺激，尤其是大风天，常常会诱发非常剧烈的咳嗽。气道敏感或哮喘初愈的患儿易造成咳嗽重新加重。

建议这种天气如带孩子外出，要戴好口罩，避免寒干空气直接强硬的刺激。

● **剧烈运动**：孩子咳嗽刚好些，在家憋了好几天，出去疯跑一阵子，回来晚上又咳个不停。这种情况特别常见。

所以孩子疾病刚恢复的时候，不要让孩子立即进行比较剧烈的运动，不要着急让孩子恢复运动课程，比如跑步、滑雪、滑冰等。运动可以，要循序渐进。可以先去小区周围散步，逐渐增加运动量。也许有家长说："孩子也太娇气了。"对于咳喘的孩子，气道就是很娇气的，需要温柔对待，硬锻炼是不可取的，也是不可行的。

● **注意寻找过敏原**：如患儿咳嗽经过抗感染、雾化等治疗仍不能缓解，家长要在孩子生活环境中寻找过敏原，尤其是家中一些新变更的东西：新的花草、家具、玩具、食物等。这些可能的过敏因素需要家长去细心发现。

反复的咳嗽对家长的困扰很大，不仅影响孩子的饮食、休息，也影响孩子身高体重的生长，家长还担心孩子是不是得了什么特殊的疾病。反复咳嗽临床最多见的原因还是反复的呼吸道感染和气道敏感治疗的不彻底，以及在恢复期过早运动或遇到其他触发因素。平时多饮水、多运动、不要过多食用鱼肉蛋，保证每日大便，少出入公共场合可以减少患病。每日冷水洗脸、寒冷天气出门戴口罩也可有效减少咳嗽发生。

5 怎样判断孩子是否得了肺炎?

孩子反复咳嗽,家长最担心的问题就是会不会咳出肺炎来。

肺炎对于医生来讲不是什么特别严重的疾病,但家长还是相当害怕的。每次在门诊碰到发热、咳嗽持续了三四天的孩子,如果听诊完告诉家长是气管炎,家长就会如释重负,如果说孩子患了肺炎,家长常常出现要崩溃的表情,有的妈妈甚至瞬间哭起来。

与普通的呼吸道感染相比,肺炎是比较严重的疾病。但多数肺炎经过抗感染及对症治疗后,结果大都比较好(当然也有很危重的肺炎,预后不佳),不会有后遗症,也不会造成反复肺炎,家长不必心急火燎地着急。

那么我们不妨先来了解一下肺炎的概况,了解后家长就不会那么慌张。

什么是肺炎?

肺炎是终末气道、肺泡和肺间质的炎症。做个形象的比喻:整个肺脏就像一株倒置的树,树的主干就是主气管,往下逐渐分支就是支气管、小支气管、细支气管,而肺泡就像树的叶子。树枝(气管、支气管)的炎症就是气管炎、支气管炎,叶子(肺泡)的炎症就是肺炎。小树枝和叶子本身是连接的,支气管炎是小树枝的炎症,肺炎是小树叶的炎症,

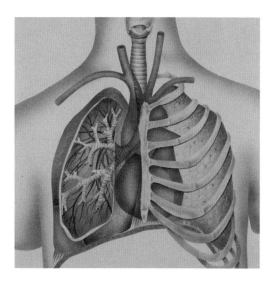

肺炎是支气管炎的延伸，二者没有本质的不同。所以家长们不要一听说是肺炎就很恐惧，它与支气管炎仅是感染深度的不同，有时仅仅是一线之隔。

肺炎的诊断需要医生来确定，作为家长，最需要了解的就是孩子出现什么情况就可能是"肺炎"了，以便及时就诊，以免贻误病情。

下述这些情况应考虑孩子得了肺炎：

● **新生儿**：新生儿的肺炎常常没有发热、咳嗽等症状。其肺炎主要表现为精神弱，吃奶少，呛奶吐奶、吐沫等非呼吸道的症状。所以当家中有呼吸道病人，孩子随后出现上述症状时就应带孩子及时就诊。特别是当孩子精神比较萎靡，更要立刻去医院就诊。

● **婴儿**：婴儿肺炎往往有比较明显的咳嗽，有的宝宝还会伴有发热症状。当咳嗽持续加重，安静状态下呼吸增快、呼吸困难、有鼻扇（呼吸时鼻翼动）、口周青，吃奶减少，呛奶吐奶明显，烦躁哭闹明显或萎靡时，就可能是得肺炎了，此时家长要立刻带孩子就诊。

小提示

婴儿病情变化快，有时需每天就诊观察病情变化，可能前一天还是气管炎，第二天就是肺炎了，甚至可能当天就发生变化。

陈大夫的小诊室

我有次接诊了一个3个月的小宝宝，咳嗽第一天时在其他医院看过，当时诊断为上感（上呼吸道感染），第二天家长发现孩子吃奶少，精神不太好，到第三天咳嗽加重了。来我这里时孩子比较蔫儿，我一听两肺都是啰音，照了片子，诊断为比较严重的肺炎。家长表示不理解，认为是第一天的医生给误诊了。其实听肺内啰音对医生是基本功，如果有啰音医生一般是不会听不到的。有时孩子病情变化这么快，1~2天可能就变得很严重，这个孩子在第二天明显精神不好，吃奶减少，这对于婴儿是很重要的疾病症状，却并未引起家长注意，至第三天咳嗽加重家长才重视。

● **2、3 岁幼儿**：这个年龄段孩子的肺炎常常有比较明显的发热、咳嗽。当孩子高热的同时伴有剧烈咳嗽，高热超过三天，精神萎靡、异常烦躁或哭闹时应警惕可能是肺炎，家长要立刻带孩子就诊。孩子先发热，热逐渐退后出现咳嗽，肺炎发生的概率相对低，而先咳嗽，咳嗽逐渐加重，咳嗽加重的同时出现发热，肺炎发生的概率是比较高的。

● **学龄儿**：支原体肺炎比较多见。典型症状是剧烈的咳嗽，常伴有发热，体温一般比较高。

肺炎的预防

不管医生怎么强调不要紧张，家长还是很担心肺炎的发生，所以家长们不妨学习一些行之有效的肺炎预防方法。其实，肺炎的预防与普通呼吸道感染的预防类似：

● 房间开窗通风：减少病原体的密集程度（尤其家中有呼吸道病人时）。

● 适当户外活动：增加活动量，增加免疫力。

● 少去室内的人群密集的公共场合：减少交叉感染。

● 多饮水、保证休息。

关于肺炎的一些误区

拍片子有辐射，对孩子不好。

肺炎诊断一般需要拍胸片。我经常碰到家长问："不拍片子行不行？拍片子是不是有辐射？"首先拍 X 光片的确是有辐射的，如果不是临床需要，医生是尽量不拍片的。但这种辐射量很小，拍一次胸片造成孩子辐射病的情况极其罕见。拍片不仅能明确是否有肺炎，还可以帮助医生判断肺炎轻重，以及可能的病原（不同病原胸片往往有不同特点），这有助于医生选择治疗方案及预后判断。

治了两天还没有起色，是不是应该换一种药物？

门诊时常碰到这样的肺炎患儿，肺炎静脉输液 2 天体温仍然没有下降，咳嗽也好转不明显，家长就显得非常焦躁，想让医生换一种药。但是要知道，任何药物起作用都需要时间，没有一种药物能起到立竿见影的效果。

临床上，治疗2~3天后症状体征出现缓解是比较顺利的治疗经过，经常有治疗2~3天症状缓解不明显的，一般治疗3天后症状体征仍然没有缓解的迹象，则是临床调整治疗的时间点，不会今天不好明天就换药。频繁地换药不仅不利于病情的恢复，还可能造成耐药。

虽然肺炎预后大都比较好，但临床中难治性肺炎也并不少见，有的孩子在治疗过程中体温持续不退，胸片显示肺内阴影没有减轻反而逐渐增多，此时需要更加积极的治疗方案：比如激素、丙球、支气管冲洗等方法。

误区三：抗生素副作用大，如果孩子病好了最好立即停掉。

肺炎的治疗是有疗程的，不完成疗程，可能会导致病情反复甚至加重。孩子得了肺炎，家长着急停药的一般不多，临床配合度还都是比较好的。如果孩子是静点抗生素治疗，而孩子扎点滴又特别困难，有的家长会问医生能不能改成口服抗生素。如肺炎较重，还是建议静点抗生素治疗，但不一定要在整个疗程都静脉输液。孩子的体温控制下来，咳嗽症状缓解，就可以考虑口服抗生素完成疗程。

肺炎的诊断需要医生根据症状、体征、化验及胸片来确定。家长不需要学习怎样诊断肺炎，只要知道这些情况可能是肺炎就可以了：当新生儿出现精神弱、吃奶少；小婴儿咳嗽、呛奶吐奶、呼吸急促或呼吸困难、烦躁或萎靡；幼儿及年长儿咳嗽剧烈伴有高热，尤其初起咳嗽，随着咳嗽加重出现高热都应考虑肺炎可能性，是就诊的指征。

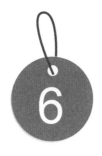

6 有一种肺炎叫支原体肺炎

肺炎的种类很多，按病原体分有病毒性肺炎，如腺病毒肺炎、合胞病毒肺炎；也有细菌性肺炎，如肺炎双球菌肺炎，还有就是这个"支原体肺炎"。

为什么支原体肺炎这么"有名"？

既然病毒、细菌、支原体都可以引起肺炎，为什么支原体肺炎名气大？这是因为一般的小儿肺炎特征比较相似：发热咳嗽、肺内有啰音，胸片点片影，治疗也是差不太多。而支原体肺炎因其临床特征特殊：剧咳、肺内无啰音，胸片大片影，而且治疗相对特殊：只能使用大环内酯类抗生素（阿奇霉素、红霉素），因而从肺炎中"脱颖而出"。

先来了解什么是支原体

支原体是一种类似细菌但不具有胞壁的原核微生物，介于细菌和病毒之间，比细菌小，比病毒大。

支原体（肺炎支原体）只会导致支原体肺炎吗？

我们总说支原体肺炎，好像支原体和肺炎是不可分割的，其实不然。支原体（肺炎支原体）感染也可引起上呼吸道感染、气管炎、支气管炎，所以有时患儿发热咳嗽，但不是肺炎，医生也会考虑支原体感染，也会用阿奇霉素和红霉素治疗。

支原体肺炎的特征

肺炎支原体主要感染 5 到 9 岁的儿童，也就是学龄儿。在门诊，支原体肺炎多是 1~2 年级的小学生，临床表现非常典型。5 岁以下儿童也会患支原体感染，但其临床特征相对不显著。

支原体肺炎的典型特征有：

● **剧烈的刺激性干咳**：剧烈咳嗽为本病突出的症状。初为干咳，咳嗽顽固、剧烈，孩子咳得停不下来，甚至影响白天的活动与夜间的睡眠。后期痰多，咳嗽仍较剧烈。

● **发热**：发热一般为中等热度，也有高热不退的。从发热这个角度看，支原体感染与其他呼吸道感染没有什么大的不同。

● **肺部体征不明显，甚至没有**：一般的肺炎，医生是能听到湿啰音的，但支原体肺炎大多数听不到啰音（支原体肺炎引起的是间质炎症）。

● **胸片**：典型的支原体肺炎常可见肺内较大片阴影，胸片阴影显著与肺内啰音缺失是本病的主要特征。当然，支原体肺炎胸片也有呈现细小点片影的，但这种情况相对较少。

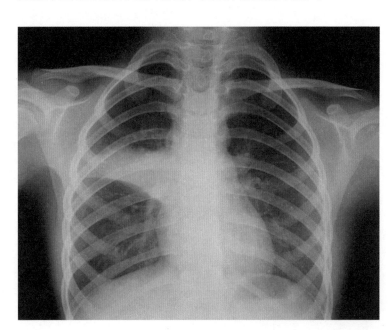

支原体感染的治疗及疗程

支原体感染或支原体肺炎一经诊断，即给予大环内酯类抗生素如红霉素、阿奇霉素等加以治疗。这也是支原体感染的特征之一。支原体感染对青霉素类、头孢类药物均不敏感，临床也经常在头孢类药物治疗效果不满意时更换用阿奇霉素治疗，即是针对一些非典型特征的支原体感染患者。

支原体肺炎轻重不一，经过正规治疗大都预后良好。但也有很重的支原体肺炎，抗生素治疗效果不理想，需要使用激素等特殊药物，有的还需要支气管镜协助诊断治疗。

临床由于大环内酯类药物的广泛使用，耐药情况越来越多。因此支原体肺炎的疗程越来越长，一般第一疗程为5天，有些比较重的肺炎，医生会建议第一个疗程后休息3天，再进行第二疗程甚至第三疗程，具体使用疗程要看孩子的病情改善情况及肺内炎症吸收情况，此时需要家长严格遵照医嘱。

诊室小结

典型的支原体肺炎特征有：

★ 症状：剧烈干咳。

★ 体征：肺内无啰音（部分患儿有，特别是婴幼儿）。

★ 胸片：肺内较大片阴影。

★ 治疗：需选择大环内酯类抗生素。

支原体肺炎多见学龄儿，家长在治疗过程中要严格遵照医嘱。

7 只要咳嗽就需要雾化治疗吗？

陈大夫的小诊室

　　Xiaoyu 咳嗽已经 2~3 个星期了，但一直咳得不是特别严重，最近这两天突然加重了，今天听诊能听到两肺都有喘鸣音。一听说孩子有"喘"，妈妈立即有点紧张，再听到雾化治疗的药物中有一种是激素类药物，就反反复复地问有没有副作用，不吸可不可以。孩子有明确的喘鸣音，雾化治疗是必需的，我和他妈妈仔细解释后，Xiaoyu 接受了治疗。

　　这样的妈妈很普遍。不少家长在对待孩子的雾化治疗上存在着误区：一种是对雾化存疑甚至自动停药，还有一种是只要咳嗽都给孩子做雾化治疗。

雾化治疗的误区一：能不用就不用

　　很多哮喘或过敏性咳嗽的患儿家长在拿到这个诊断结果时都特别伤心或不能承受，因为家长们觉得一诊断为哮喘就好像一辈子也不能好了似的。其实哮喘或过敏性咳嗽的孩子经过临床治疗，有一大部分会在六七岁时发作减少或不再发作，还有一部分会在青春期后病情缓解，所以对绝大部分孩子来说不会成为终生疾病的。现在哮喘相关的药物非常成熟，临床控制比较满意，只要按照医生的要求，绝大多数哮喘和过敏性咳嗽的患儿都能够获得比较理想的治疗效果。

但远期预后好的基础是早期诊断并治疗，对咳喘患儿进行雾化吸入药物的治疗方法是国内外医学界的共识。

雾化药物主要分为两类：一类支气管扩张剂，一类激素类药物。

● 支气管扩张剂

支气管扩张剂往往在孩子哮喘发作时使用，能非常快地缓解喘憋症状，喘憋缓解后不需要再持续用药很长时间，所以家长一般比较能够接受。

● 激素类药物

许多家长不愿接受激素类用药。确实，以前治疗咳喘的激素类药物，给药方式为口服、肌肉注射以及输液，换言之都是全身给药。口服激素，通过消化道进入血液，然后才作用到靶器官——气管、支气管，这种方式用药量大，全身副作用多。随着医学进步，雾化逐渐成为现在最常见也是最有效的给药方式。雾化吸入药物，是局部用药，药物直接吸入气管、支气管并在局部起效，药物用量小，但直接产生效力，药物弥散到全身的量非常微小，因而产生的全身副作用也很小。

举一个形象的例子：就好像我手划伤化脓了，需要抗生素治疗。如果通过口服，经过胃肠吸收，药物作用于受伤处，就需要吃大量的抗生素，才能让其中的一小部分作用到破损处。而局部涂抗生素药膏，用量少且作用直接有效。现在的雾化就好比是给破溃处涂抹药膏。

激素类药物不仅要在哮喘发作期使用，而且非发作期也需继续使用，因为这类药物可以降低气管对外界刺激的敏感度，从而减少哮喘的发作，从根本上控制哮喘，减少由于哮喘反复发生而导致的肺功能不可逆的损害以及对心功能的影响。

所以，如果孩子患有哮喘或过敏性咳嗽，最好遵从医生的要求给孩子规律的、长期的用药。千万不要自作主张，耽误孩子的治疗和预后。

小提示

什么叫肺功能不可逆损伤？打个比方：我们普通人都能跑800米，但一个肺部有损伤、心功能受影响的人，可能只跑600米就跑不动了。孩子的心肺功能低于正常同龄儿，不仅体育课上不了，严重的甚至会影响到日常生活。这种情况虽然不会很快发生，但如果没有很好地控制喘憋发作，日积月累就会造成这个不好的结果。

雾化治疗的误区二：别人用我也用

有个孩子感冒咳嗽 2~3 天，咳得很频繁，家长问我："要不要做雾化？"我追问孩子既往病史，是否咳嗽持续时间长，有没有喘过，家里有过敏体质的人吗？家长说没有。

那就不需要雾化!

我又问这位家长是怎么知道雾化治疗的，她说一个朋友的孩子就用，效果特别好，她朋友建议她也让孩子吸药，并且要把自己的雾化泵借给她。

虽然雾化治疗的用药是很安全的，但毕竟是药，如果没有用药指征是不能随便给孩子用的。更不能别的孩子用什么药好，也想给自己的孩子试试。因为同样是咳嗽，病因差别可以很大：有感冒的，有过敏性咳嗽的，有哮喘的。普通感冒的咳嗽大都不需要雾化治疗，雾化治疗的作用也不是镇咳。

总之，对待雾化治疗，我们不要因为"激素"而拒绝，也不要看别人效果好就随意使用。具体怎么治疗，还是听医生的诊断和建议吧!

知识链接： 雾化器的选择

有些孩子咳喘频发，家长想自己购置雾化器，以方便使用。那么该如何选择雾化器呢？

建议购买空气压缩泵式雾化器。空气压缩泵式雾化器可以将药水汽化成药雾颗粒，这种药雾颗粒细微，容易通过呼吸深入到支气管或细支气管。能进入到下呼吸道的雾化微粒直径应该在 $2 \sim 6 \mu m$ 之间，购买时要重点关注产品参数中雾化颗粒的直径大小。

既往使用的超声雾化器由于雾化颗粒过大，只能沉积在口咽部而不能达到下呼吸道，故对下呼吸道无效。可以用于治疗喉炎，但不适合咳喘雾化。

8　治疗咳嗽的关键是化痰

　　说了这么多引起咳嗽的疾病，那如果孩子咳嗽家长应该给予孩子怎样的护理才是最适宜的，怎样才是止咳最好的治疗方式呢？

止咳剂：

　　感冒的病程初期常伴有比较频繁的干咳，这时家长可以给孩子服用止咳剂。西药的止咳剂基本都是中枢性镇咳作用，虽属于 OTC（非处方药）药物，但有些药店并不轻易卖，需要医生的处方。如果孩子咳嗽不剧烈可以先不服用止咳剂，如咳嗽严重，影响孩子的日常活动或夜间休息时再让孩子服用。

化痰剂：

　　咳嗽 3~4 天后往往痰增多。婴儿痰多会听到嗓子眼里"呼呼"的声音，大孩子痰多会表现为咳嗽声音厚重。此时，家长不应再给孩子使用止咳剂。化痰、排痰是治疗咳嗽的关键。咳嗽是人体清除呼吸道内的分泌物或异物的保护性呼吸反射动作。如果痰液排不出来，咳嗽就会好得很慢。家长可给孩子服用化痰药，这类药物主要作用是稀释、碎化痰液，使黏稠的痰液易于咳出。

湿化痰液：

　　除了化痰剂，湿化痰液也是利于排痰的方法之一。家长可

> **小 提 示**
>
> 　　如果孩子痰很多，不建议服用镇咳剂。咳嗽的作用就是将分泌物排出来，强行镇咳不利于排痰，不利于疾病恢复。因为是中枢性镇咳剂，2 岁以下的患儿需在医生指导下使用。

用加湿器湿化环境、雾化器雾化湿化气道，主要的目的就是将痰液稀释，因为干硬的痰粘在气管壁上是不容易咳出的。

拍背排痰（3W）：

why 为什么要拍背？

小孩子的咳嗽能力比较差，痰液不易被咳出，需要我们给予一些外界的力量帮助他。拍背可以通过物理振动把气管壁上的痰液振落下来，气管壁上的纤毛会将脱落的痰液向上刷至上一层气管，最后痰液跑到咽喉部，刺激机体产生咳嗽将痰咳出。

When 何时拍背？

每日 3~4 次，一般三餐前、睡觉前进行，如果孩子做雾化，可在雾化后拍背。不要吃奶吃饭后拍，这样容易引起呕吐。每次拍背时间 5 分钟左右。

What 如何拍背？

手形：手背拱起来。

拍背的位置及力度：把后背一分为四，拍上面两部分，按从下到上的顺序拍。拍背时要有一定力度，轻轻地拍就起不到什么作用，拍背比拍嗝的力量要大很多。一些家长担心这样会不会给孩子拍坏，当然不会！住院时，医生给孩子进行的拍背护理力量都很大，需要的就是这种物理振动的力量。

孩子的位置：孩子可以趴在大人的肩上，或坐在大人两腿之间。我比较推荐让孩子坐在大人两腿之间，这样固定比较好，孩子不乱动，拍背持续时间长，不然要不了一分钟孩子就不知道扭到哪里去了。

拍背的方法说难不难，但真能做得好的家长不多，主要原因是：

● 怕孩子疼，给孩子拍坏了。

● 孩子哭闹不配合。

● 手法、体位不对，孩子乱动无法完成。

扫一扫，跟陈英学拍背

究其根本还是有些家长觉得这是一件可有可无的事情。

我们不妨换一种思路来想：拍背也是一种药，必须用的药！对孩子咳嗽的恢复起到了非常重要的作用。当孩子把痰都咳出来了，咳嗽也就好了。

当然除普通呼吸道感染外，咳嗽还有其他原因，如咳嗽持续时间长、伴有严重的发烧，单纯止咳是不够的，还需要配合其他治疗，这种情况家长要带孩子尽快去医院，请医生诊治。

3

Chapter

第三章　关注小儿肠胃健康

　　腹泻也分季节？是的，不同季节的腹泻呈现不同的特征，常有不同的病因。当然这不是绝对的，例如秋季多见的轮状病毒腹泻也会在全年散发。不按病因分类而按季节分类腹泻更利于家长们按腹泻发病时所属的季节找到相应的腹泻原因。

　　这一章不仅关于腹泻，还将告诉大家其他消化系统疾病的相关症状，比如令人惊慌的呕吐，令人纠结困惑的反复发生的腹痛，以及急腹症的腹痛。腹泻来得急好得快，便秘虽不至于让家长心急，但持续不缓解也够让人上火的，碰到这些情况我们应该怎么办呢？

夏季腹泻，严防"病从口入"

夏天，腹泻可是一个让家长们头疼的大问题。天热食欲本来就差，宝宝还天天拉肚子，眼看着人越来越消瘦了，爸爸妈妈们都心疼得不行。夏天为什么那么容易腹泻，都是哪些原因造成了腹泻，夏季腹泻到底该怎么处理？别着急，我们先来了解一下夏季腹泻。

腹泻的概况

幼儿腹泻主要分为两大类：一类是感染性腹泻，另一类是由消化不良引起的腹泻。感染性腹泻根据过敏原的不同又分为细菌感染性腹泻和病毒感染性腹泻。

腹泻 ┌ 感染性腹泻 ┌ 细菌感染性腹泻：大肠杆菌性肠炎、痢疾杆菌性肠炎等
　　 │　　　　　└ 病毒感染性腹泻：轮状病毒性腹泻、诺如病毒性腹泻等
　　 └ 非感染性腹泻——常见的是消化不良

夏季是人体胃肠功能相对较弱的一个季节，而偏偏在这个季节，食物的诱惑格外多。而且由于天气炎热，食物也更容易腐败变质。因此，夏季是腹泻的高发季节。相对多发的是细菌感染引起的腹泻和消化不良引起的腹泻。

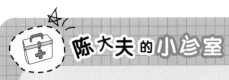

陈大夫的小诊室

Xiaoxin 这两天老是拉肚子，昨天拉了 4~5 次，今天一早又拉了 2 次。大便每次都不多，有时会有一些黏液。感觉有便意，却又拉不出来。孩子体温 37.5℃，老喊肚子痛，精神蔫蔫的，于是妈妈赶紧带着 Xiaoxin 来医院了。

我问妈妈之前有没有带孩子外出就餐，以及最近都吃了什么。妈妈想了想说，前天做了一条鱼，因为孩子特别爱吃，大人就全给孩子留着了，鱼很大，孩子吃了两天才吃完，不知道是不是这个鱼出了问题。

根据妈妈的描述，以及大便中带有黏液这一特点，我们可以初步判断孩子是由于进食了变质的东西而造成的肠炎。但腹泻要确定病因需要大便的化验，大便的化验结果影响着药物的选择。

化验结果显示：大便里可见大量的白细胞以及少量的红细胞，为典型的细菌感染性腹泻。于是我给孩子开了抗生素服用。

夏季细菌性腹泻的特点

● 大便次数多，但每次量不多，总有便意却只能拉出一点点。

● 大便中可见比较多的黏液。细菌感染性腹泻大便中可见像痰液样的脓冻和果酱样的成分，即脓血便。

● 一些孩子伴有低、中度的发热，少数伴有高热，有的孩子伴有呕吐。

● 一般都能追问到不洁饮食史，即吃了变质的东西。

夏季为什么易发生细菌性腹泻?

● 夏季进食生冷的食物比较多，如洗不干净则很容易病从口入。

● 夏季天气炎热，食物容易变质。有些食物放入冰箱第二天食用，成人吃了没有关系，但对于小孩子来说，由于胃肠功能不健全，免疫能力不足，极易导致发病。

夏季不仅容易发生这种肠道细菌引起的感染性腹泻，也容易发生因进食不当造成的消化不良性腹泻。消化不良性腹泻虽然什么时候都可能发生，但因夏季吃生冷食物较多，胃肠功能受到影响，如果同时进食较多油腻的食物或肉类的话，则很容易引发消化不良性腹泻。这类腹泻往往表现为大便量大，腹泻2~3次常自行缓解。大便酸臭，有时在大便中能看到未消化的食物。

如何诊断夏季腹泻?

通过大便的形状判断腹泻的原因并不完全客观准确，因为任何疾病都有不典型的表现。而最准确的诊断方法就是化验大便，医生结合化验结果做出诊断。

一般由于消化不良造成的腹泻其大便常规化验结果往往是正常的，而细菌感染引起的腹泻大便中可见较多白细胞及少许红细胞，病毒感染性腹泻中轮状病毒感染可以做出病原学检查（即可查出轮状病毒），其他病毒感染性腹泻往往大便常规基本正常，有些有少许白细胞。

夏季腹泻的治疗

由细菌引起的腹泻需要服用抗生素，抗生素的服用有疗程要求，一般需要5~7天。家长需要注意的是：一定要按医生的要求将抗生素的疗程完成，不要过早停药。临床中治疗腹泻的抗生素往往疗效很快，有的病人服用1~2次症状就会明显缓解，此时如擅自停药，易造成病情反复或遗留成慢性腹泻。

一般治疗疗程完成后即可停药，但如疗程结束时孩子的腹泻仍然没有缓解，应再次复查大便常规。如有异常，可在医生的指导下更换药物，如大便正常，可考虑服用益生菌调节胃肠功能。

病毒感染性腹泻和消化不良引起的腹泻是不用服用抗生素的，它既起不到治疗的作用，更不能预防腹泻。

夏季腹泻时的饮食调理

饮食调理在孩子的恢复过程中十分重要，腹泻时不需禁食，但要少食且注意清淡饮食。

因为细菌性腹泻丢失的水分不多，所以一般不需要额外补水。

细菌性腹泻服用抗生素后一般缓解比较快，孩子病情缓解，食欲明显改善，此时家长一定要适当控制孩子的饮食量。家长在准备食物时应该避开孩子特别喜欢的食物，以免孩子一下进食过多。如果孩子饥饿感强，进食需求旺盛，可以适当增加一些碳水化合物，如粥、面条、馒头、面包等。但要注意，不宜太早让孩子吃鱼、肉类食物，吃得过多或吃营养过于丰富的食物可能会增加孩子的胃肠负担，使病情反复，延长治疗和恢复时间。

如何预防夏季腹泻？

预防细菌性腹泻并不难，严防"病从口入"这一关就可以了。带孩子外出就餐时，最好不要选择凉菜或已加工好的熟食（如香肠之类），而是吃现煮现炒的菜。夏季最好不要用冰箱保存剩饭剩菜，尤其鱼肉蛋类，即使冷藏也难免变质，孩子的饮食建议当日新做现吃。如果所剩食物孩子特别喜欢，再次食用时一定要经过煮沸加工，且不宜第三次食用。

临床中，1 岁多是腹泻高发的一个年龄段。这个年龄段的孩子吃的东西比之前复杂多样，但是其胃肠功能还非常脆弱，所以家长们在饮食方面要多细心留意。

诊室小结

★夏季多发细菌感染性腹泻，其特点为次数多但量少，大便中可见脓、血。

★治疗细菌感染性腹泻需服用抗生素，一定要按医嘱服完疗程，不要过早停药。

★饮食调理方面，要让孩子吃稀软的易消化的食物，如菜粥和面条汤；停止进食油腻及蛋白质丰富的食物，如鱼肉等；不要吃冷饮。清淡饮食宜保持至少 2~3 天。

2 秋季腹泻，重在补"水"

秋冬季并不是腹泻的高发季节，但腹泻患儿也不在少数，有时还可能会发生群体暴发。与夏季不同的是，秋冬季腹泻大多是由病毒感染引起的，尤其是轮状病毒。

陈大夫的小诊室

　　1岁多的小朋友一发生感染性腹泻，家长们在饮食方面要多加注意。

　　1岁多的Qianqian小朋友这次病来得迅猛，夜里一直闹，吐了一次，早晨勉强喝了50毫升奶，刚喝完就哭闹不止，奶全吐出来了。后来妈妈给孩子喂了点水，也都吐了出来。一测体温38℃，孩子精神也有点蔫儿。下午孩子两次大便，一次不成形，再一次就都是水了。Qianqian妈有点沉不住气了，赶紧抱着孩子来看急诊。

　　我询问了病史，妈妈答得非常清楚。后又问尿量，妈妈说孩子好像一天也没有尿。

　　我开了化验单，检查孩子的大便、血气电解质。检查结果显示：轮状病毒阳性，并伴有轻中度脱水和电解质紊乱。我让孩子试着喝了一点水，不到5分钟就吐了出来。鉴于孩子实在吐得严重，完全不能喝水，脱水又比较明显，于是便给予补液治疗。

轮状病毒感染从何而来？

由轮状病毒导致的腹泻，患儿的每克大便中含有的病毒高达 100 亿个。这种病毒传染性和致病力极强，感染后起病急，得过一次病的孩子很有可能被二次感染。感染过一次的孩子虽然会产生抗体，但抗体保护的时间较短，这些都是孩子易得此病的原因。

轮状病毒传染途径是粪—口传播，就是孩子接触了被病毒污染的物品，然后又吃进了肚子。有的家长觉得平时孩子非常注意卫生，为什么也会患这种病？这是因为一些轻型患儿没意识到患病，孩子患病后仍到公共场所玩，成为感染源。

比如一次有个妈妈告诉我，有一个腹泻的小孩坐他们家小童车玩了一会儿，结果他们家孩子就开始拉肚子了。其实，那个腹泻的孩子坐童车时就把病毒传递出去了。

传染途径和场所

● 医院

医院里，我们经常会见到这样的情况：看病时是感冒，看完病成腹泻了。在医院，感冒患儿和腹泻患儿是不能被完全隔离的，候诊的椅子、化验室的窗口、卫生间、收费处都有可能成为交叉感染的场所。另外孩子生病时，家长都比较慌张忙乱，不能像平时那样保证洗手注意卫生，也易造成交叉感染。因此，不建议一病看三家，这样无形中增加了交叉感染的发生概率。另外，在就诊期间，注意不要让孩子吃东西，不要东摸西摸，回家后要洗手并换洗看病时所穿的衣服。

● 社区中心

社区的活动中心是小朋友经常一起活动的地方。但由于一些小朋友患腹泻时症状不重，家长也没重视，或感染接近尾声就带着孩子出来活动，所以社区活动中心就成了一个传染源聚集地。在腹泻流行季，家长们一定要注意孩子的卫生，多留意周围环境中有没有疾病流行。如果听说有孩子感染了，我们要尽量避开这个传染阶段。

● 学校及幼儿园

幼儿园也是病毒易传染的场所之一。在幼儿园，老师虽然会督促小朋友洗手，但有些孩子往往洗手不认真，通常来就诊的孩子班里也有其他小朋友在腹泻。所以，班级中如果有秋季腹泻患儿，家长应该让孩子在家中休息。一是为了更好地照顾孩子，另外也可以防止传染给别的小朋友。

秋季腹泻的典型特征

轮状病毒是一种双链核糖核酸病毒，患者多是 6 岁以下儿童，1 岁左右的孩子最易发病，且病情相对严重。以急性水样便为特征，因此特别容易造成脱水。轮状病毒腹泻的诊断并不困难，只需要将患儿的大便送检，经实验室检验轮状病毒呈阳性，就可以确诊了。

如果孩子的腹泻是由轮状病毒引起的，我们家长通常可以从孩子身上看到这样的四个表现：

● **呕吐**。发病往往从呕吐开始，先是进食后呕吐，再发展为喝水甚至不进食水时也呕吐。呕吐频繁剧烈，平均每天会有 3~5 次。比如刚才上文提到的 Qianqian，就是从呕吐开始，甚至喝水都吐。呕吐持续时间一般不长，短则半天，长则一两天。

● **发热**。发热是伴随性的，有的孩子轻中度发热，有的热度比较高，需要使用退烧药。发热主要是由病毒感染所致，但如果患儿呕吐严重，摄入量不足，也会发热。

● **腹泻**。病程的第 1~2 天开始出现腹泻。Qianqian 的病程发展非常典型：上午发烧呕吐，下午就开始腹泻。腹泻初期为稀软便，后逐渐变为稀水便。大便呈蛋花汤样，大便中粪质很少，以大量水分为主，此为轮状病毒性腹泻典型特征之一。大便次数少则一天 3~4 次，多的可达每天十余次。腹泻是肠道黏膜细胞被感染后的自我保护反应，即分泌大量液体，它的目的是将病毒或者细菌排出体外。

● **脱水**。孩子腹泻的时候，很多家长会像 Qianqian 妈妈那样，关注孩子的大便而忽视了尿量。其实，秋季腹泻的患儿最容易碰上的问题就是因呕吐腹泻而造成的脱水。孩子身体内的液体量（体液）是相对稳定的，当发生呕吐、腹泻时会造成体内液体丢失过多，而呕吐恶心时孩子又不能通过喝水补充丢失的液体，同时伴有发烧让孩子体内处于高代谢状态，液体消耗增多。摄入不足、消耗增多、丢失过多造成体内液体不足，即脱水。家长最易观察到的脱水表征就是尿少。对于吐泻严重的孩子，尿量是判断病情严重程度的重要指标。但是在门诊中，我发现多数妈妈对于腹泻孩子尿量的关注度远远不够，希望家长以后能重视这一点，当发现腹泻的孩子有少尿时应尽量补水（补液盐），如喝不进应就诊。

秋季腹泻的治疗

秋季腹泻是自限性疾病，也就是说没有特效治疗，所有的治疗只是缓解症状。一般病程 5~7 天，轻的也有 3~4 天缓解的，重的、伴有合并症的病程也会延长。护理秋季腹泻患儿，家长们可以从下面几个方面着手：

● 护理的重点在补水

前面我们说了，轮状病毒引起的腹泻非常容易发生脱水，所以关键是要让孩子及时补水。

观察尿量是比较准确的判断脱水的办法。如果家长发现孩子一上午都没尿，或者纸尿裤一上午都没换，那说明孩子体内水分丢失比较多，应该要及时给孩子补水了。

脱水的症状还会有以下几种表现：囟门凹陷、眼泪少或无泪、口腔黏膜干燥、腹部凹陷、皮肤弹性差、面颊及眼窝凹陷等。但这些表现家长一般不易掌握。比如囟门多凹算凹呢？什么叫皮肤弹性差？而尿量的判断是比较容易的。

给孩子补水常见办法是喝口服补液盐。口服补液盐中含有一些电解质和葡萄糖，家长们可根据说明书用白开水按比例配制，这样既可以补充丢失的液体，也可以补充因呕吐腹泻丢失的电解质，如钠离子、钾离子。不可以给孩子喝白水，这样电解质得不到有效补充，不利于脱水的恢复。也不要自行把盐和糖放在水里，口服补液盐是按人体体液的电解质成分配比的，自行配制不好掌控。

让有呕吐症状的孩子喝水不是一件容易的事，家长们可先让孩子将止吐药喝进去，20~30 分钟以后再喝水。每次量要少，可以从 10 毫升开始，若喝后不吐，10 分钟后再喝 10 毫升，之后逐渐增加喂水的量。少量多次喝，这点最为重要。

那么喝多少是适量的？要喝到孩子的尿量与平时差不多或

小提示

配好后的补液盐液体味道不太好，有点咸涩，有的孩子可能不愿意接受，那么可以按 4：1 的比例混入苹果汁（1 为苹果汁），但不要与其他果汁混合。

略少。如果喝了很多但尿量仍然上不去，说明孩子水分丢失严重，还是处于缺水状态。有的家长担心孩子一直想喝水，会不会喝得太多？这种顾虑是不必要的。孩子想喝水，是体内水分不足的一种自我保护反应，只要孩子想喝，就一定是身体需要，放心让孩子喝。唯一要注意的是不要一次喝太多，一次喝太多会刺激胃诱发呕吐，喝进去的没吸收就又吐出来了。

如孩子腹泻严重，又有呕吐，不能喝水，尿量明显减少，应及时到医院输液。

有的家长反映，输了一天的液，孩子还是拉得很厉害。其实输液的作用并不是止泻，输液仅仅可以补充由于呕吐腹泻而丢失的体液和电解质。如果输液，家长就不用急着让孩子喝水，这样可以减少喝水后的呕吐。腹泻的病程大约需要 3~5 天，要靠自身的抵抗力才会缓解。

● 止吐止泻

护理轮状病毒腹泻的孩子，除了补水还要止吐、止泻。让孩子在喝水吃东西前 20~30 分钟使用止吐药，服药时不要用很多水送服，以免连水带药都吐出来。

针对腹泻，可在医生指导下给病儿服用一些止泻药。

轮状病毒性腹泻由病毒感染引起，不需要抗生素治疗，使用抗生素不仅无益，还有可能加重病情。

● 益生菌改善肠道内环境

在秋季腹泻过程中及腹泻恢复期，家长可以给孩子使用一些益生菌。人体正常的肠道中是有菌群的，这些菌群参与一些消化功能，也占据肠道内的"地盘"，这样其他致病性的肠道病毒或细菌就不容易在这里繁殖。当腹泻发生时，正常肠道菌群受损，我们可以主动补充一些益生菌，这样有利于肠道内环境恢复到正常状态。

● 饮食调整

有些家长问，腹泻期间用饥饿疗法可行不？其实腹泻期间不建议禁食。哺乳期的幼儿，可以继续喂母乳，但量应适当减少。如果孩子开始吃辅食了，我们可以把孩子的所有辅食停掉，并减少哺乳量，适当喝一些米汤。如果是大孩子，可以吃腹泻奶粉、米汤或煮得比较烂的粥或面条。

　　一般来说，患病轻的孩子 2~3 天即好转，严重点的 5~7 天也能逐渐缓解。但有的孩子服药一周多了，一天仍然腹泻 5~6 次，这往往是由于家长增添食物过快造成的。孩子腹泻呕吐几天体重损失较大，家长都比较心疼，所以孩子一有食欲就容易让孩子吃多了，这样做其实往往事与愿违。我建议患儿恢复饮食时，应由少到多、由稀到浓，切不可过于着急，尤其是肉类，即使孩子爱吃，也要适当限制。

诊室小结

　　★秋季腹泻多由轮状病毒引起，其传染途径是粪—口传播，医院、社区中心、学校以及幼儿园是主要的传染场所。

　　★轮状病毒腹泻有四个典型特征：呕吐、发热、腹泻、脱水，其中脱水是至关重要的。家长可以通过观察尿量来判断是否有脱水。

　　★轮状病毒引起的腹泻护理的重点在于补水。

3 冬季腹泻，小心诺如病毒

冬天，一般消化道疾病逐渐减少，呼吸道疾病即发热咳嗽的患儿占了医院的大部分。但肠道病毒好像不是很甘心，总想冒点头，有时还会形成流行之势。

秋天的腹泻多是轮状病毒感染引起，而冬天的腹泻原因更多归咎于"诺如病毒"。

陈大夫的小诊室

这两天 Zhaozhao 妈妈给我留言，说她两个孩子都吐了，不知道是不是春节期间吃多了，问我该怎么办。巧的是，我女儿今天回来也跟我说，她有一个同学肚子不舒服，但却坚持来上课。女儿关心地问她为什么不休息一天，那个孩子说妈妈让她再坚持坚持。第二天，出于医生的本能，我又追问了一下那个孩子状况，没想到女儿告诉我说，那位同学的妈妈也开始吐了。

什么是诺如病毒？

诺如病毒（Norovirus，NV）又称诺瓦克病毒（Norwalk Viruses，NV），最早是从 1968 年在美国诺瓦克市暴发的一次急性腹泻患者粪便中分离的病原。2002 年 8 月第八届国际病毒命名委员会批准名称为诺如病毒。

诺如病毒感染性腹泻在全世界范围内均有流行，全年均可发生感染，寒冷季节呈现高发，也被称为"冬季呕吐病"，感染对象主要是成人和学龄儿童。而轮状病毒性腹泻更多侵袭婴幼儿，大孩子发病比较少，成人发病很低。

感染诺如病毒的表现

诺如病毒的潜伏期多在24~48h，最短12h。在潜伏期里，患者一般没有什么症状，有的成人会觉得食欲不好，或有点恶心。

● **呕吐**。发病往往从呕吐开始，先是进食后呕吐，后发展为喝水甚至不进食时也呕吐。呕吐次数比较多，大概一天3~5次，一般持续半天至1天，少数有2天。儿童患者呕吐明显，有的患儿呕吐是唯一症状。

● **发热**。一般为轻中度发热，有的热度比较高，需要使用退烧药。当然不是每个患者都会发热，相当一部分人体温是正常的。

● **腹泻**。病程的第1~2天开始出现腹泻。腹泻初期为稀软便，后逐渐变为稀水便。儿童腹泻相对较轻，成人患者腹泻较多，24小时内腹泻4~8次，粪便为稀便或水样便，无黏液脓血。

● **脱水**。患儿因为呕吐，摄入量明显不足，而且每次腹泻都会从大便中流失大量水分，从而导致体内水分缺失。因此，患儿最需要应对的是因呕吐腹泻所造成的脱水。家长最易观察到的脱水表征就是尿少，吐泻的孩子如伴有尿少，需引起家长重视。

感染场所

诺如病毒传染性强，健康人接触了被病毒污染的水源、食品、玩具、衣物等，都有可能被感染。

在寒假以及春节期间，少了幼儿园和学校内的交叉感染因素，但节假日的其他相关因素也让孩子不断发病。比如过节期间，家长带孩子频繁外出就餐，这就增加了感染的概率。另外，家也是一个重要的感染场所。节假日期间，爸爸妈妈应酬比较多，容易先自身感染，而假日亲子时间也多，家庭成员间就可能产生交叉感染。

诊断及治疗原则

诺如病毒可留取大便标本做快速诊断。

诺如病毒感染常常来势凶猛，呕吐严重，但病程大都不长，2~3天即自愈（也有少数腹泻比较长的），呕吐时注意补充液体量，防止脱水，一般不需要药物治疗，也就是我们常说的"扛扛"就好了。

怎样避免家庭内感染?

我们在上文中说到诺如病毒感染表现为家庭聚集性发病，那么家里有诺如病毒患者的需要注意些什么呢？

护理完患病的孩子（处理呕吐物、大便）后，家长要清洁消毒：呕吐、腹泻污染的洗手盆、马桶也需要及时消毒。孩子衣物污染则需要更换，大人如有必要也要换衣服，并且一定要好好洗手！

另外，成人频繁在外就餐、出差，也容易成为患者。家长们如有恶心、呕吐、腹泻等症状，回家后不要立即抱孩子和亲吻孩子，进门要先换衣服，洗手后再和孩子亲密接触。吃饭时，患者最好单独用餐。有多个孩子的家庭需要注意，玩具也是交叉感染的媒介，所以要经常消毒，最好不要共同使用玩具。

诊室小结

诺如病毒引起的腹泻和轮状病毒有相似的地方，也有一些不同：

	临床表现				发病人群
	发热	呕吐	腹泻	脱水	
轮状病毒	有的孩子轻中度发热，有的热度比较高。	发病以呕吐开始，随后很快出现腹泻。	腹泻初期为稀软便，后很快变为稀水便。较诺如病毒感染者腹泻重。	呕吐腹泻严重易发生脱水。	婴幼儿发病，大年龄儿及成人少见。
诺如病毒	一般为轻中度发热。	呕吐次数比较多。有的患儿呕吐为唯一症状。	儿童腹泻相对较轻。	年长儿及成人患者多，自身调节能力强，脱水相对发生少。	大人和孩子同时发病，表现为家庭聚集性发病。

4 突如其来的呕吐

呕吐是除了发热外比较让人惊慌的一个症状。孩子呕吐时往往来势汹汹，因孩子不太会表达恶心，所以呕吐显得特别突然，让人猝不及防，而且往往一次吐很多，让大人孩子都非常紧张。

不仅呕吐令人不安，孩子在呕吐前还会因为恶心表现得非常虚弱萎靡，平时活蹦乱跳的孩子突然躺在那里一句话都不说，一动不动，这种状况令家长心里特别没底。确实，孩子精神状态不好往往意味着病情比较严重，但只有恶心呕吐时的判断会略有不同。

什么是呕吐？

呕吐是胃内容物和部分小肠内容物通过食管返流出口腔的一种复杂的反射动作。人在呕吐前常常出现恶心、流涎、呼吸增快和心慌等症状，有的还会出现面色发白、手脚冰凉的表现，这些都是呕吐反射的一部分。孩子呕吐前常异常难受，一般会躺在那不动不说话。呕吐越临近这种感觉越强烈，往往在呕吐后会有明显的缓解。所以观察孩子的精神状态要观察呕吐后的。

哪些原因会造成呕吐？

当孩子出现呕吐时，家长一般都比较担心，迫不及待地要去看医生。其实我们不妨先大致了解一下呕吐的常见原因，这样碰到呕吐的情况就不至于过分慌乱了。

我们这一节暂不谈新生儿期及婴儿阶段的吐奶、呕吐，主要讲幼儿期或更大一点孩子的呕吐常见原因。这个时期先天性疾病造成的呕吐多已被诊断出来，那么还有哪些疾病会引起呕吐呢？

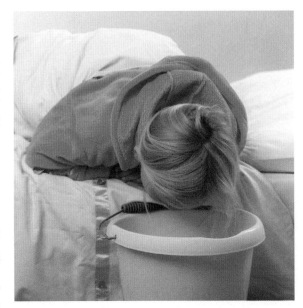

胃肠炎

胃肠炎是孩子最常见的呕吐原因。胃肠炎常常以呕吐为首发症状，随后出现发热、腹泻，当然也有些孩子只呕吐。一般患儿呕吐前常有不洁饮食史，或接触过有胃肠炎的孩子。

● **呕吐特点**：呕吐程度轻重不一，轻的吐 1~2 次就好了，重的每天吐 3~4 次，持续 2~3 天。一般吐半天至一天的最多见。

● **其他症状**：发热，腹泻。往往在呕吐后出现，一般腹泻后，呕吐会减少或停止。

● **就诊时机**：如孩子呕吐次数不多，可以先喝水（补液盐），喝水后不吐，尿量不少的可以不用着急就诊。但如果孩子呕吐严重，吃饭喝水均吐，尿量明显减少，精神萎靡，则必须立刻就诊，必要时还需要静脉补液治疗。

消化不良

消化不良也是孩子呕吐比较常见的原因。发病前往往进食过多，或进食难消化食物，如大量油炸食品，或进食生冷食物，或之前未吃过的食物。

● **呕吐特点**：往往单次呕吐量大，但一般呕吐次数不多，呕吐中可能含有未消化的食物。

● **其他症状**：有的孩子也有腹泻，但腹泻次数不多，一般 1~2 次。

● **就诊时机**：若孩子呕吐后精神好，可以不去医院就诊。但呕吐缓解后要注意饮食控制，不要病刚好又吃很多。

上呼吸道感染

孩子感冒也会伴发呕吐，呼吸道感染时孩子胃肠功能减弱，此时进食和平时一样的东西可能会耐受不了出现呕吐。

● **呕吐特点**：呕吐相对不重。有时呕吐发生在剧烈咳嗽之后。

● **其他症状**：发热、咳嗽、流涕是主要症状。

● **就诊时机**：孩子往往因呼吸道症状就诊，在疾病后期咳嗽痰多时，严重咳嗽后可能出现呕吐，其实这不意味着孩子病情重，不必为此就诊。

中暑

夏季中暑可能发生呕吐。发病前，一般在高温环境中或在烈日直射下活动时间较长，并且相对喝水不足。

● **呕吐特点**：呕吐相对不重，次数一般不多。

● **其他症状**：常有发热、头晕、头疼、汗多、口渴，严重的会有烦躁、高热持续不退、惊厥等。

● **就诊时机**：如果呕吐前有暴晒史或在室温高的环境中待了比较长的时间，建议把孩子尽量挪到阴凉通风处，让孩子多喝水。症状缓解后，可待其慢慢恢复。如果症状持续不缓解，需要去医院就诊。

脑炎或脑膜炎

引起呕吐比较严重的原因还有脑炎、脑膜炎，这也是家长最担心的情况。好在呕吐患儿脑炎、脑膜炎的概率是比较小的。

● **呕吐特征**：呕吐无明显诱因，不伴恶心，呕吐呈喷射性。

● **其他症状**：一般有发热、惊厥等表现，孩子状况差，精神萎靡或异常烦躁哭闹。

● **就诊时机**：立即就诊。

呕吐的原因非常多，病情相对复杂，家长可对上述常见情况做一个大致的了解。如果孩子呕吐明显，精神状况不好，就诊是最好的选择。

5 反反复复的腹痛——肠痉挛

陈大夫的小诊室

　　Tianrui 肚子痛有一阵子了，这一个月反反复复，今天疼得厉害起来，食欲也不太好，大便还算正常。我问妈妈小朋友最近吃什么了：有没有吃冰激凌、炸薯条、冰水、羊肉、烧烤，每次肚子痛之前有没有吃很多肉，很多油炸食品？

　　妈妈说平时基本不让孩子吃冰激凌，但昨天三个妈妈一起带孩子们玩，天气热吃饭点了冰激凌，本来没有小 Tianrui 的份儿，可冰激凌上来时妈妈接了个电话，另外俩妈一让，小 Tianrui 如获至宝，赶紧大口吃了起来。妈妈看到孩子贪吃的样子，而且另外两个小伙伴也在吃，就没好意思阻拦，之后 Tianrui 又吃了一小块牛排，一伙人尽兴而归。回家后不久，孩子就觉得有些肚子痛，晚饭也吃得很少，一直持续到第二天早上。

　　我给小朋友做了检查：肚子略有点胀，按压没有疼痛点，也没摸到什么异常的包块，结合孩子之前的饮食情况，考虑是肠痉挛。

什么是肠痉挛?

　　所谓肠痉挛就是由于肠壁平滑肌强烈收缩而引起的阵发性腹痛。做个通俗的比喻：孩子如果跑累了就会发生腿抽筋，那是由于小腿肌肉运动过度而导致肌肉痉挛。而肠壁也是由肌肉组织构成，肠痉挛就是由于进食不当，胃肠工作量太大，造成肠壁肌肉过劳痉挛而引起腹部疼痛。

肠痉挛的常见原因

引起肠痉挛的病因主要是饮食不当以及寒冷刺激。

● 摄入较多的生冷食品，如冰激凌、冰水。

● 脂肪含量高的食物，如鸡翅、薯条等，这些高脂肪含量的食物会使胃肠负担增加。

● 进食量明显比平日增多。

● 天冷穿得少或者肚子暴露在外。

肠痉挛腹痛的特点及治疗

肠痉挛所致腹痛常表现为突然发生的阵发性、间歇性腹痛，腹痛以脐周为主，多可自主缓解。一般疼痛不重，孩子愿意让家长按摩肚子，个别也有疼得比较厉害的。

肠痉挛一般不需特殊治疗，调整饮食是最重要的。疼痛时给孩子做顺时针腹部按摩，喝热水及热敷，都能达到缓解的作用。但此病易反复发生，发作往往与进食不当有关。

夏季，孩子多汗，体能消耗比较大，胃肠功能比其他季节要差一些。另外夏季生冷食品多，外出就餐机会多，孩子食量也大。所以夏季是肠道疾病易发的时期，比如呕吐、腹泻，比如腹痛（肠痉挛所致）。

怎样预防肠痉挛？

预防肠痉挛发作，主要是控制孩子少食生冷多油的食物。天气炎热的时候，适当吃些冰激凌是可以的，比如 Tianrui 的两个好朋友吃了冰激凌就没事。但如果孩子体质较弱，平时胃肠功能略差，就要不吃或少吃。如果孩子胃肠功能很好，可让孩子少量尝试，没有腹痛腹胀再适当增加。倘若孩子平时很少吃，一吃吃很多，则容易造成孩子肠痉挛腹痛。

肠痉挛多发生在 4~5 岁的学龄前儿童。这个年龄段的孩子家长对饮食的控制相对宽松，有时基本就不管了，因为觉得孩子已经长大了。其实，孩子虽然较 1~2 岁是大了很多，但他们的胃肠功能并不完善，如果给他们吃和大人一样的东西，孩子的肠胃可是会吃不消的。

　　肠痉挛的孩子反复腹痛，时好时坏，时轻时重。有时他不疼了，可家长以为没事时又疼起来，把大人也给搅晕了，有些家长担心会不会有什么病给耽误了。其实，孩子的反复腹痛和成人不太一样，成人复杂疾病多，如腹部肿瘤等，孩子疾病相对单纯，反复腹痛，最常见的原因还是肠痉挛。如果与饮食、寒冷等无相关性，可做腹部 B 超及其他必要检查明确诊断。

6 腹痛的其他原因

孩子腹痛最多见的原因就是肠痉挛，但还有很多其他原因会导致腹痛。

肠套叠

肠套叠多发生于小婴儿。典型临床表现为阵发性哭闹、呕吐、腹部腊肠样包块及果酱样（血）便。阵发性哭闹为套叠的肠管痉挛所致，其腹痛程度往往比单纯的肠痉挛重很多，孩子表现为撕心裂肺的哭。因发病多为小宝宝，不会诉说或诉说不清，所以哭闹、阵发性加剧常成为此病的典型表现。

扫一扫，了解肠套叠病理

急性阑尾炎

多发于 5 岁以上幼儿，但婴幼儿也有发病。阑尾炎的典型症状是转移性右下腹痛、呕吐、发热。其腹痛初起在上腹部，腹痛逐渐加重，之后转移到右下腹部。腹痛几小时后患儿出现发热，一般伴有呕吐，呕吐轻重不一。医生体检时会发现右下腹有非常明确的压痛，血常规化验白细胞大都增高。婴幼儿的阑尾炎常常不典型，主要表现也是哭闹，容易被误诊。

无论是阑尾炎还是肠套叠，如果没有干预性治疗（肠套叠

小提示

　　如婴幼儿反复哭闹不止，伴有呕吐发热，建议到有外科的儿童专科医院就诊，确定诊断可做 B 超检查（需要有经验的医生）。

需要灌肠或手术治疗，阑尾炎需要手术治疗）就不会自行缓解，有孩子肚子痛了2~3天，时轻时重，家长担心是不是阑尾炎，这是不太可能的。如果阑尾炎2~3天没进行治疗，可能已经发生阑尾穿孔了，那种疼痛既不会缓解也无法忍受。

急性胃肠炎

急性胃肠炎可发生于各年龄段小儿，患胃肠炎的孩子除呕吐、腹泻及发热等症状外，有的也有腹痛，腹痛一般在呕吐、腹泻后缓解。

幽门螺杆菌的感染

幽门螺杆菌的感染是引起成人胃炎、胃溃疡的主要原因。儿童幽门螺杆菌的感染相对比较少。但如果家中有胃病患者，且化验检查后幽门螺杆菌呈阳性，则可能通过日常生活传染给孩子。如果孩子常常诉说腹痛，同时伴有食欲不振，或生长发育比较慢，应该注意有无幽门螺杆菌的感染。

幽门螺杆菌感染的诊断并不困难，做一个碳13吹气试验就可基本明确诊断。如结果阳性，建议看消化科门诊，确定是否需要治疗。

肠道寄生虫

有一种老旧的观念认为腹痛可能是肚子里面有虫，交流中我发现家长也经常有此担心。虽然肠道寄生虫也会引起腹痛，但现在人群中此病是非常少见的。

随着生活水平的提高和卫生条件的改善，寄生虫病的发病率越来越低。一般条件的家庭，如果家中没有宠物，孩子患寄生虫的概率是非常非常低的。

因为现在患寄生虫病的人非常少，大便中含虫卵的概率非常低。即使大便中含虫卵，随地大便的情况也几乎不会发生，因此孩子玩耍中接触到虫卵的机会少之又少，被感染的也就很少了。再者，现在勤洗手，尤其吃饭前洗手已经成为大多数人的习惯，即使接触了虫卵，也会被洗干净。寄生虫不会在体内自动生成，没有了外源，患病者自然就越来越少了。

当然了，任何事不是百分百，家长如果担心也可去医院留大便查虫卵。

假装肚子痛

除了上述几种医学情况，还有一种"肚子痛"也经常发生。有的小朋友发现肚子疼时可以不去幼儿园，早晨起来就谎说肚子疼。这时，家长们可暂不理会他，让孩子做些他喜欢的事情，再观察孩子的表现，如果做其他事时没有一点肚子疼的迹象，或很自如地跑来跑去，那就没问题，即使可能真的有点肚子疼，也不是很严重的情况。

当然，如果孩子诉说腹痛的同时，不愿起来做其他事，躺在那里不动，面色也不好，精神萎靡，就需要继续观察了。如果伴有发热、呕吐、腹泻等，应该尽快就医明确诊断。

7 便秘僵局怎么破?

什么是便秘呢? 便秘是指粪便在结肠内滞留时间过长以及粪便内的水分被人体重吸收,这使得大便特别硬,出现便秘。

小儿便秘常常让家长十分焦虑。针对不同年龄段出现的便秘,我们需要做出不同的判断。

出生或新生儿期发生的便秘

有的便秘发生时间比较早,出生即出现,表现为胎便延迟或胎便持续时间比较长,又或者便秘在新生儿时期也就是月子里就出现,此时家长应高度警惕孩子是否有先天性的疾病,比如先天性巨结肠。

先天性巨结肠是远端肠管神经节细胞缺如或功能异常,使肠管处于痉挛狭窄状态,粪便淤滞于近端结肠,近端结肠扩张。主要的表现是肠便排出延迟,顽固性便秘。

先天性巨结肠的诊断,需要由外科医生做肛诊,并且做钡灌肠拍片来确定。如果诊断先天性巨结肠,一般需要手术治疗,术后也需要比较长的康复阶段。预后好坏主要取决于受累肠段的长短。

6 个月左右开始添加辅食后出现的便秘

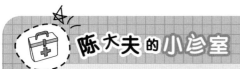

陈大夫的小诊室

曾经有一位 8 个多月的小朋友来看门诊。这位小朋友自从添加辅食后，都是三至四天或者更长时间大便一次，每次大便都非常干燥，排便非常困难，有时还有出血。

我问妈妈，之前让你给孩子多喝水、多吃蔬菜泥和水果泥，做到了吗？妈妈说都做了，可是便秘还是不好。我追问说，每天喝多少水？妈妈告诉我大概 80~100 毫升。这是最多的情况，如果孩子不高兴，喝的比这个还少些。我愕然，这也叫喝水？妈妈说跟之前比，已经进步了很多。上次来的时候，孩子每天还基本上只喝奶吃辅食不喝水呢。

孩子便秘，水量不足是很重要的一个原因。当体内水分不足，身体会将大便中的水分重吸收利用，大便就会变得密结，密结的大便体积变小，对肠壁的刺激减少，排便反射消失，排便减少。所以说保证足够多的水量摄入是改善便秘最重要的方法。

6 个月的孩子开始添加辅食，辅食一般为半流质食物，水分含量明显低于配方奶和母乳，所以家长应考虑增加孩子的喝水量。

但有的孩子特别不爱喝水，白开水就更困难了。虽然喝白水是最佳选择，但如果孩子特别抗拒喝白开水，我们也可以退而求其次，给孩子喝有点甜味的水或者是果汁。毕竟，喝口感好的水而使孩子有一个正常的大便，总比硬让孩子喝白水而不喝水造成便秘要好得多。矛盾有主次，针对主要矛盾解决问题才是正解。

另外，此阶段的孩子如便秘发生在添加某种辅食后，也要考虑食物过敏的可能性。食物过敏或不耐受主要表现是腹泻，但 10% 左右的孩子是以便秘为表现的。家长可以通过停止这种食物观察大便有无改变来做初步判断。

大于 1 岁孩子的便秘

这个年龄段的孩子便秘往往有以下几个原因：

● 没有摄入足够多的水分。

● 没有进食足够多的高纤维物质，比如蔬菜和水果。

● 乳制品吃得过多。

● 大便太干硬导致肛裂，孩子恐惧排便。

● 没有良好的排便习惯，排便间隔时间过长。

● 一些特殊的疾病：比如乙状结肠冗长。这种疾病所导致的便秘通常发生比较晚，有些逐渐加重，有些伴有家族史。确定诊断需要看外科医生，并做钡灌肠拍片。

便秘的治疗

● 即刻缓解便秘可使用开塞露，但不可作为常用手段。

● 增加水分的摄入。

有的家长会问，该给孩子喝多少水呢？其实这很难给出具体的数字，因为每个孩子的家庭环境冷热，孩子活动量大小、穿衣多少等条件都不相同。如果孩子吃水果蔬菜摄入充足，没有其他疾病，喝水就喝到每日尿呈淡黄色，大便成形软便就可以。

● 增加蔬菜水果：建议给孩子吃没有去皮的蔬菜和水果，每天吃 2~3 次。

● 多吃麦类食物：可以多吃燕麦或者全麦的面包、饼干。

● 适当降低乳制品的摄入量。

● 养成孩子定时定点排便的习惯。比如餐后或幼儿园回来后固定在马桶上坐 10 分钟。不要问孩子有没有大便，孩子有时会因为想玩就说没有，错过几小时可能就没有便意了。

> **诊室小结**
>
> 便秘对于小孩子是一件很痛苦的事情，反复便秘后孩子可能因为排便时疼痛而不敢大便。所以，让孩子多喝水、多吃蔬菜水果，养成良好排便习惯是特别重要的。不要反复告诉医生孩子就是不爱喝水不爱吃水果蔬菜，然后问便秘怎么办。这样医生也没有更好的办法。
>
> 如果上诉措施均已采纳仍然便秘，请就诊进一步明确诊断。

4
Chapter

第四章　掌握小儿皮疹常识

　　皮疹虽然不如发热咳嗽这么常见，但因其显而易见，所以也颇令家长担心。儿科临床最多见的皮疹是湿疹，湿疹怎么总是反复发作，有没有一种药能根治湿疹？秋冬了，皮肤瘙痒干燥怎么办？春夏了，哪些皮疹爱冒头？哪些皮疹总是退不下去？怎样少出点痱子？蚊虫叮咬后整个手臂都肿了，是中毒了吗？除了一些仅表现为皮疹的疾病，还有一些皮疹仅仅是疾病的一部分。这一章可以帮助您掌握皮疹的这些常识。

1 湿疹的特征之一就是反复

什么是湿疹?

    婴儿湿疹是婴儿最常见的一种过敏性皮肤病，是一种常见多发、反复发作的皮肤炎症。多见于 2~3 个月及更大一点的小婴儿，新生儿期也有发生。

    湿疹按孩子的年龄不同、皮损的部位不同、生活的环境季节不同，表现也是多样性的。湿疹主要分成三种类型：脂溢型、渗出型和干燥型。前两者主要见于 6 个月内的小婴儿，皮疹的同时大都伴有渗出，故名"湿"疹。但并不是所有的湿疹都有渗出，若表现为面部、四肢、躯干外侧斑片状密集小丘疹、红肿，无渗出，硬性糠皮样脱屑及鳞屑结痂，即"干性湿疹"。干性湿疹多见于 6 个月 ~1 岁的小婴儿，年龄大一点的孩子也会发生，通常不严重，有些仅仅表现为皮肤干燥脱屑，在冬季更易发生。

湿疹易发因素

湿疹发作起来奇痒难当，孩子很不舒服，娇嫩的皮肤又红又肿的，家长们看着也心疼。那么有哪些因素容易造成湿疹？平时生活中应如何避免呢？

● **皮肤发育不健全**。婴幼儿的最外层表皮的角质层很薄，毛细血管网丰富，易发生过敏性反应。

● **过敏体质**。过敏性体质的孩子易发生湿疹。如果孩子的父母是过敏体质，那么孩子是过敏体质的可能性则大大增加。

● **牛奶喂养**。婴儿湿疹往往还和喂养有关，喂牛奶的孩子湿疹较多。这主要是由于牛奶相对于人类是一种异体蛋白，而大分子的异体蛋白是导致过敏的主要因素之一。

● **其他因素**。比如化纤的衣物、洗涤剂选择不当、环境因素、湿度、日光、紫外线等。

湿疹的诊断及治疗

湿疹的诊断及治疗需要由医生来定。单从网上看照片或描述就自行诊断，往往是靠不住的，家长们可不要觉得和别人家孩子疹子差不多就自行涂药。应该在医生诊断后，遵医嘱用药。

● **普通湿疹**

如湿疹呈散发，也就是说这一块那一块的，局部渗出不明显或有少量渗出，一般使用湿疹药膏涂用 2~3 天或稍长时间后，湿疹即会有明显缓解。每次使用只需涂薄薄一层，不要涂得特别厚。一旦湿疹缓解即停止涂药，停药后要注意皮肤保湿。

湿疹消退后，如诱发因素再度出现，湿疹可能会复发，这时家长应及时给孩子用药。湿疹就是这样一种有诱发因素就反复发作的疾病。有的家长问有没有什么特效药让湿疹"去根"，没有这种药。

如湿疹较多，涂药膏后消退很慢，皮肤科医生会建议湿疹药膏混合激素类药膏共同使用。有些家长比较顾虑这些激素类药膏，其实不用过于担心，医生给孩子开的激素类药膏都是适合给小孩子使用的。

涂抹湿疹或激素类药膏湿疹明显缓解后要给孩子多涂润肤露，尤其曾患湿疹处。

扫一扫，学学给孩子涂药

比如正常皮肤每日涂润肤露 1 次，湿疹愈合处可每日涂 2~3 次。这样利于皮肤自身保护屏障的建立，有效减少湿疹的再次发生。

● **严重湿疹**

有的孩子湿疹非常严重，弥漫全身，伴有比较多的渗出，或短时间内迅速增多，这样比较严重的湿疹就需要服用抗过敏的药物。一些中药的洗剂效果不错，家长可在医生的指导下给孩子试试。

湿疹的护理及饮食

● 尽可能地选择纯母乳喂养，以减少牛奶中异体蛋白的刺激。

● 添加蛋白质类辅食如鸡蛋、鱼、虾、肉等，一定要从小剂量开始，添加后注意观察湿疹有无增多，如明显增多，需将该辅食停掉。

● 孩子衣服应穿柔软的纯棉制品，减少化纤类物质的刺激。

● 不要给孩子穿得过多。

● 室内温度不要太高。

● 家中最好不要养宠物，因为动物的毛非常可能成为过敏因素。

● 注意皮肤护理，减少皮肤破损和感染。如果皮肤已被抓破，破损处需要涂抹消炎药膏。

小提示

还有些家长担心湿疹处理不好会造成以后过敏，其实这是搞错了因果关系：过敏体质导致湿疹，而不是湿疹导致过敏。

另外希望大家能明白，湿疹就是一个容易反复发作的疾病，这是湿疹的重要特征。一些孩子会随着月龄的增长而逐渐减轻，但也有些会持续比较长的时间，必要时可考虑做过敏原检查。婴幼儿期湿疹较重的孩子往往意味着过敏体质明显，将来发生哮喘、过敏性鼻炎等过敏性疾病的概率会增大。如有明确的过敏因素，那就尽量让孩子回避过敏原。

2 皮肤瘙痒干燥怎么办？

到了冬季，细心的家长会发现，孩子的皮肤不再是嫩嫩滑滑的了，明明每天洗澡了，却像好多天没洗澡似的，皮肤摸着糙糙的，还会发痒。大一点的孩子还能诉说，小一点的孩子不会表达，晚间脱了衣服常常会因为痒而将身上挠得一道道的红印。那么，这种皮肤干燥、发痒是怎样造成的呢？

皮肤干、痒的原因

● 皮脂腺分泌减少

冬季天气寒冷，人体皮肤的汗腺和皮脂腺为减少体温流失，会处于收缩状态，这样虽然利于保持体温，但汗腺和皮脂腺的分泌会大大减少，使皮肤干燥脱屑。同时冬季气候干燥，皮肤易丢失水分，使皮肤表面变得更加干涩粗糙，甚至表皮脱落，使皮内神经末梢受刺激而发痒。

儿童皮肤娇嫩，适应力差，在寒冷的冬季，较成人更易发生问题，特别是气温骤降、刮风的时候。

● 干性湿疹

冬季孩子皮肤干燥瘙痒，可能不仅仅是皮脂腺分泌减少的问题，这也是干性湿疹的表现。

干性湿疹多见于 6 个月至 1 岁的小儿，有的患儿有皮疹，有的患儿仅表现为皮肤干燥、瘙痒。干性湿疹在冬季更易发生。

> **小提示**
>
> 很多妈妈只觉得孩子皮肤粗糙，抹油也不管用，并没有意识到这是湿疹，是需要治疗的，这点需要妈妈们注意。

皮肤干、痒的预防和护理

● 多喝水

多喝水对孩子身体健康非常重要。喝水可以弥补外界环境干燥所造成的水分丢失，另外，多吃水果蔬菜也可以补充一部分身体所需要的水分。

● 少穿衣

孩子的衣服不要穿得过多，以免因太热而造成出汗，汗液会刺激干燥敏感的皮肤，让孩子觉得更痒。

● 洗澡

很多家长怕洗澡会让孩子的皮肤更干燥，因此进入秋冬季后就减少了给孩子洗澡的次数。其实洗澡有利于皮肤的清洁，也有利于预防皮肤瘙痒和干燥。如果孩子每天洗一次澡后皮肤光滑无皮疹就每日一次，如两天一次可达到这个效果就两天一次。不需要看到别的孩子怎样就怎样，几天洗一次澡需要个体化。

● 涂油

洗完澡后，应给孩子全身涂保湿乳液，尤其脸颊、四肢外侧、肩背部、肚皮和屁股等容易干燥的部位多涂抹一些。最好趁洗澡后皮肤表层还有一定湿度时涂抹，这样效果更佳。

● 涂药

如果皮肤已经非常干燥，甚至有脱皮脱屑等干性湿疹的症状，家长会发现只涂润肤露并不能改善皮肤干燥的状况，这时候就需要涂药了。

可先在皮肤表面薄薄地涂一层针对干性湿疹的药膏，严重的干性湿疹还需要加一些激素类药膏。如果怕给孩子涂多了，可先将药膏涂在妈妈手中，再涂到孩子全身。待表皮的粗糙症状缓解后，再涂用保湿乳液，这样效果会非常好。

看过上面两节，希望家长了解湿疹的特点就是反复。对湿疹的迁延不愈不要太过紧张，随着年龄的增长，湿疹会逐渐减轻。湿疹的治疗除涂抹湿疹药膏和激素外，涂润肤露局部保湿，可以有效减少湿疹发生，也可以很好地缓解皮肤干燥瘙痒，特别是针对患处的保湿尤其重要。

3 手腕上的皮疹可能是"沙土性皮炎"

 陈大夫的小诊室

　　Xiaoming 是来看感冒发烧的，这次去海边玩得太累了，回来就发烧了，而且手腕上的疹子又出来了。本来出去玩之前手腕上就有些小疹子，但零零星星，也没什么不舒服，就没太在意。这次从海边回来皮疹明显增多了，而且特别痒。

　　我又询问了些细节，得知孩子爱玩水，还玩过一次沙子。经过初步诊断，Xiaoming 是患了沙土性皮炎。

什么是沙土性皮炎？

　　沙土性皮炎是夏季常见病。有些家长觉得我家孩子平时很注意卫生，也不怎么玩沙土，怎么也会得这种皮炎呢？

　　沙土性皮炎又称摩擦性苔藓样疹。虽然叫沙土性皮炎，但沙土并不是唯一的病因。水、沙土、草、肥皂、洗衣粉等摩擦刺激都可能引发。由于儿童的皮肤非常娇嫩，受到这些因素刺激后容易造成过敏反应，在手背、手腕等直接受到摩擦的部位就会出现皮疹。

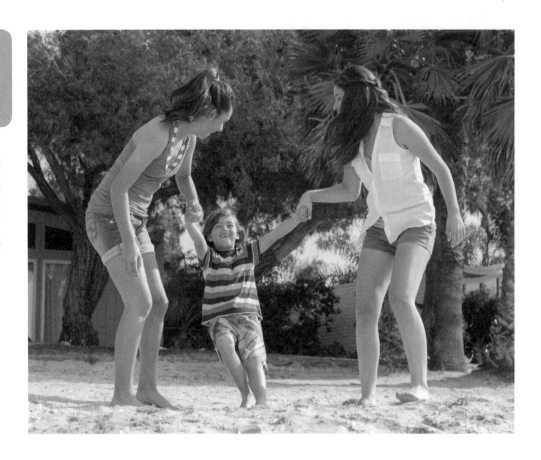

沙土性皮炎的特点

● 沙土性皮炎常见于 3~10 岁的儿童，以学龄前儿童居多。夏季是高发季节。一般出现在暴露在外的部位如双侧手背、手腕和前臂。前胸后背一般没有。发作时会感觉很痒。

● 皮疹表现为正常肤色或淡红色的丘疹，大小如针头至小米粒不等，比较分散，皮疹较多时也会呈密集分布。皮疹可呈轻度苔藓样变，较少出现水疱和渗出。因皮疹较痒，有时孩子会抓伤皮肤而造成红肿、破溃、感染等并发现象。

● 沙土性皮炎的一个特征是常有刺激因素，如水、沙土、肥皂等。

● 沙土性皮炎的另一特征就是皮疹消退非常缓慢，有时需 1~3 个月才能完全消退，有时皮疹减少后又再次增多。这主要是因为上述的刺激因素诱发了皮肤的过敏状态，皮肤变得对其他因素也敏感。而手部皮肤与外界接触较多，特别是孩子喜欢的沙土、水、肥皂泡等，从而造成皮疹消退缓慢或反复迁延不愈。

沙土性皮炎的治疗及预防

虽然沙土性皮炎治愈过程较慢，但一般不会合并其他疾病，皮疹消退后也不留瘢痕，所以家长不要过于担心。皮疹发作时可以给孩子涂抹一些含少量激素成分的软膏，如尤卓尔等。若痒得比较厉害，可外用炉甘石洗剂。如有抓伤感染，可使用抗生素药膏。一般不需服用口服抗过敏药物。但如果皮疹特别多，瘙痒严重，可遵医嘱服用抗过敏药物。

要想防治沙土性皮炎，建议孩子少玩沙土、水、肥皂等刺激皮肤的物品，但并不是坚决杜绝，如果孩子特别想玩，家长们需要注意掌握时间，玩后洗手擦干，及时更换弄湿的衣服，尤其是袖口弄湿的衣服。

为什么说要特别注意袖口呢？因为在临床过程中发现，不少孩子得了沙土性皮炎后总是反复不愈，这跟孩子的衣服袖口过紧有很大关系。如孩子洗手时不太会将袖子推上去或者太紧推不上去，洗手时袖口打湿，湿的袖口持续刺激腕部皮肤，就会造成皮疹反复不愈。

夏季是各种皮肤疾病高发的季节，皮疹多种多样，病情复杂，建议家长不要自行给孩子涂抹药物，而是由医生诊疗后选择最适合孩子的治疗方案。

小提示

建议家长给孩子换宽袖口的衣服，让孩子在洗手时一定学会撸袖子。

诊室小结

★沙土性皮炎又称摩擦性苔藓样疹。水、沙土、草、肥皂、洗衣粉等摩擦刺激都可能引发。

★沙土性皮炎常见于3~10岁的儿童，以学龄前儿童居多。表现为正常肤色或淡红色的丘疹，大小如针头至小米粒不等。

★预防沙土性皮炎，建议孩子玩沙土、水、肥皂等刺激皮肤的物质后尽快洗手擦干，并及时更换弄湿袖口的衣服。

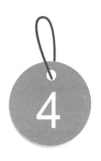

4 春天，孩子爱起这几种疹子

春天不是只有暖风、绿柳、红花，对于医生来说，啥季节有啥季节的病。没办法，医生总是煞风景。

春天，是发疹性疾病容易发生的日子，所谓发疹性疾病，就是皮肤起疹子。这一节就和大家说说这些常见的疹子。

麻疹

麻疹是非常有特点的发热发疹性疾病。一般表现为发热3天，体温逐渐升高，病程的3~4天发热伴发皮疹。麻疹是比较凶险的儿科疾病，易合并肺炎、脑炎、心肌炎。

虽然把麻疹放在第一位来讲，但如果孩子已经按免疫计划接种了麻疹疫苗，患麻疹的概率是极低的。麻疹疫苗一旦接种会有非常好的免疫保护。活疫苗只需接种一剂次就可以起效，但考虑到个体因素及疫苗因素有可能令初次接种效价不高，所以麻疹疫苗需在18个月后进行加强接种，一般情况下麻疹疫苗接种两针获得免疫效价可达99%以上。换言之，如果按计划接种麻疹疫苗几乎是不会患麻疹的。

麻疹疫苗漏种或接种时间过长的人是麻疹易感人群。大城市流动人口多，漏种人群相对较大，在这样的人群中易发病甚至暴发流行。第一针麻疹疫苗是在孩子 8 个月大的时候，若孩子在 8 个月内接触了麻疹病人也是可以被传染的。

荨麻疹（风疙瘩）

扫一扫，了解荨麻疹和麻疹

荨麻疹就是老百姓所说的"风疙瘩"，有时带孩子出门玩了一会儿就出现了，有时能找到明确的过敏原，找不到过敏原也是常见的情况。

典型的疹子呈约 1 厘米直径的风团样，疹子与皮肤同色或略红，凸出皮面，剧痒，经常看到疹子上有抓痕。疹子常常发生迅速，开始一个两个，很快增多，有时会遍及全身，严重时会有头面部及嘴唇水肿。有的孩子疹子几小时后会自行消失，而且不留任何痕迹，就像没发生过一样。有的孩子则需要服用一些抗过敏药物才会慢慢消退。

荨麻疹严重时可能出现头面部水肿或可累及喉部，造成喉头水肿，构成生命危险，此时需尽快就诊。但这种情况相对少见。

春天容易出现荨麻疹，一是由于外周环境中过敏原大量增多，比如花粉、柳絮、粉尘；另一方面，由于季节的变更，孩子的衣物被褥都开始更换，一冬天没有穿的旧衣服和从没穿过的新衣服都可能造成过敏，这一点也请家长留意。

> **小提示**
>
> 抗过敏药属于非处方药，可以在药店买到。一般服药后几小时至一天皮疹即会消退。如皮疹反复出现，要注意周围环境中过敏原的排查，发现过敏原应尽量回避，过敏原的持续刺激会导致荨麻疹的反复发生。如果孩子反复过敏建议就诊。

风疹

风疹不是"风疙瘩"，它不是一种过敏性的疾病，而是一种发热发疹性传染性疾病。它就是我们给孩子接种的麻腮风疫苗中的"风"，风疹。

风疹的发病没有特别显著的年龄特点，各年龄段的孩子均可发病。风疹发病常常不重，表现为先发热，热度中等，可能伴发感冒样症状，发热 1~2 天皮肤开始出现细小的红疹子，这与麻疹不同，典型麻疹一般发热 3 天才会出疹子。风疹疹子大小不等，分散在全身，一般 3~5 天自行消退，不留痕迹，一般没有脱屑。

临床上由于患儿病情比较轻微，发热和疹型均无特征性，甄别有些困难。不过该病合并症极少，患病过程相对安全，不需什么特殊治疗，如果没有流行病报告集体发病，有时医生并不一定给予明确诊断，仅笼统地诊断为"病毒疹"。家长对"风疹"只做一般了解即可。

风疹的主要危害是对育龄女性，孕期女性如感染风疹，造成的胎儿畸形发生率高达 30%。因此，如果家中有风疹患儿，要与孕早期的女性隔离。

水痘

水痘是由水痘一带状疱疹病毒引起的，主要通过飞沫和接触传染，病程大约为 15 天左右。水痘病毒传染性很强，2~4 岁孩子最容易被感染，如孩子未接种水痘疫苗，接触后被传染的概率非常高，在未大规模接种水痘疫苗前，常发生暴发流行。

水痘的主要症状表现为：发热，多种疹形并存。即可同时见到红色斑丘疹、疱疹和皮疹结痂，口腔、鼻腔和外阴等部位也会出现溃疡。

水痘病人皮肤上的疱疹会分批出现，在疱疹没有完全愈合时都有传染性，因此千万不要让孩子接触水痘没有痊愈的病人。

水痘一般比较痒，家长可以在孩子洗澡后，在出皮疹的地方涂抹炉甘石洗剂以缓解瘙痒。平时穿的衣服要宽大，被褥不要过厚、防止因为穿过紧的衣服摩擦出疹部位，引起不适，避免因为被子盖得过厚、过热引起疹子发痒。另外，孩子的卧具也要勤晾晒。

水痘本身并不是很严重的疾病，但传染性强，且出水痘时孩子全身瘙痒却不能挠，很受罪。因此，最好还是提前为孩子接种水痘疫苗。水痘疫苗是二类疫苗，大于 15 个月可以接种第一针，4~6 岁第二次加强。接种疫苗后可以大大降低被感染的概率，即使被感染发病，病情也都比较轻微。

虽然一般情况下水痘引起并发症的概率很小，但妈妈们也不能掉以轻心。一旦孩子在出水痘期间出现恶心、呕吐、高烧 3 天以上不退等症状时，需要马上带孩子就医。

小于 15 个月的孩子患水痘的概率比较低，但如果家中有水痘患儿或有成人患带状疱疹，应予以隔离，临床见到小婴儿的水痘多来自于家庭内传染，病情都比较重，家长一定重视。

诊室小结

春天发疹性疾病多，如仅有皮疹可暂在家观察。但如发疹的同时伴有发热就应该引起家长的重视。发热发疹性疾病有很多，此时需要带孩子去医院当面就诊，让医生诊查疹型，了解病史，有时还需要辅助检查协助诊断。

5 麻疹接种后也可能出现皮疹

上一节我们提到了麻疹以及麻疹疫苗，麻疹疫苗对麻疹的预防效果非常好，但接种麻疹疫苗后的副反应也是相对比较多的。

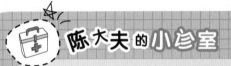

陈大夫的小诊室

> Xiaowei 9 个月大，今天来看发烧。孩子微微有些闹，体检时发现身上零零星星有些皮疹。我询问妈妈最近有没有接种过疫苗，妈妈记起大约 8 天前给孩子打过麻疹风疹二联疫苗。结合孩子的症状和接种疫苗的时间，初步判断孩子的表现是麻疹接种后的副反应。

麻疹接种后副反应的特殊性

麻疹疫苗接种后可能出现与其他疫苗相同或类似的副反应：接种部位出现红肿，约 1~2 厘米，略有灼热，红肿 2~3 天后会自行消退。有的孩子接种当天还会有发热及略烦躁等。

麻疹疫苗接种后还可能出现与其他疫苗不同的接种反应：麻疹疫苗接种 7~10 天后还会出现接种反应，表现为发热、出疹。发热时间大约 2~3 天，38℃左右多见，也有发烧 1 天就退的，也有热度更高或热程更长的，疹子大都在发热期间发生，全身散在。

麻疹疫苗的接种反应较其他疫苗相对高发，类似轻型麻疹发病，但发热与出疹的关系与典型的麻疹特征不完全吻合（典型麻疹发热3天，第4天体温上升伴发皮疹），而且一般不发生麻疹伴发的心、脑合并症。

为什么麻疹的副反应这么特殊？

麻疹疫苗有此副反应主要是由于麻疹疫苗是减毒活疫苗。

疫苗有灭活疫苗和减毒活疫苗。通俗地说，灭活疫苗就是一种被杀死的病毒，将其输入人体，既不会使人染病，又可以促使人体产生抗体，抵御病毒入侵。而减毒活疫苗则并没有将病毒完全杀死，仅仅是减弱了它的毒性。将其接种到身体内后，因为毒性没有达到致病的程度，一般不会导致发病，但可以引发机体的免疫反应。比起灭活疫苗，减毒活疫苗的优势是免疫力强、作用时间长。但在佐剂成分相同的情况下，减毒活疫苗的副反应发生率相对略高。灭活疫苗通常在接种后1~2天内出现副反应。减毒活疫苗出现副反应的时间与各种病毒的潜伏期相同，在接种后3~21天之间都有可能出现副反应。

因麻疹疫苗的接种反应发生时间与接种间隔时间较长，其相关性非常容易被忽略。因为孩子的表现是发热，又不是紧邻接种时间，家长一般都带孩子到儿内科就诊，比较少带他们去保健科或接种站就诊。而临床儿科或儿内科医生对疫苗的相关知识了解不是很多，此副反应有时会被诊断为"上感"等疾病。

所以，如果近期接种了麻疹疫苗，带孩子就诊时需将这一信息告诉医生，以引起医生的关注。

6 猩红热，不要被它的名字吓倒

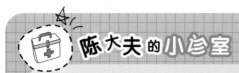

陈大夫的小诊室

  Xiaozheng 今年 5 岁，来就诊时发着高热，脸特别红。他是个很调皮的孩子，平时看病即使发热也基本停不下来，今天却显得有点蔫儿，自己说难受，要求躺在床上。妈妈告诉我班里有孩子患了"猩红热"，慌张地问我 Xiaozheng 是不是也得了"猩红热"。

  我检查时发现孩子脸和身上都非常红，但孩子体温 39.6℃，皮肤潮红可能是高热引起的血管充盈，就让护士赶快给孩子服了退热剂，待孩子体温下降后再观察孩子的皮肤情况。体检中还发现患儿喉咙特别红，双侧扁桃体红肿明显，其他没有什么阳性发现，给孩子查了血常规。

  等结果过程中，孩子体温明显下降了，脸上身上仍然很红，看不到明显的疹子。摸了一下皮肤有略粗的感觉，像鸡皮感，将手按在皮肤上再移开，可以见到皮肤上有一个手印，但很快手印就不见了，皮肤又呈现弥漫性充血的状态。后来化验结果显示白细胞明显增高，达 $18×10^9/L$，中性粒细胞比例 80%。孩子患的是典型的"猩红热"。

  妈妈一听吓坏了，紧张地问我：还真是"猩红热"啊？这病好治吗？

"猩红热"这个病有一个吓人的名字，但对于现在的医学水平这是一个比较普通的疾病，临床也大都不难治。"猩红热"听着恐怖，好像某种瘟疫，其实并不可怕。这个疾病的英文是 scarlet fever，scarlet 的中文意思是"猩红色"，fever 是发热，所以翻译为猩红热。

猩红热的发病原因

"猩红热"为 A 组溶血性链球菌感染引起的急性呼吸道传染病。其临床特征为发热、咽峡炎、全身弥漫性鲜红色皮疹和疹退后明显的脱屑。少数患儿患病后可伴发心、肾、关节的损害。学龄及学龄前儿童（4~7 岁）多见，婴幼儿相对较少。本病冬春发病较多，全年也有零散发病。

"猩红热"被列入传染病并加以管理，但其传播相对并不广泛，比较少引起规模流行。从病原来看，猩红热是 A 组溶血性链球菌导致，而大多数的化脓性扁桃体炎的病原菌也是 A 组溶血性链球菌，换言之，二者的病原菌是基本相同的，只是导致二者疾病的病原菌的亚群不同，所呈现的症状也就不同。所以，如果告诉大家"猩红热"和化脓性扁桃体炎是同源性疾病，妈妈们是不是会大大地松一口气呢。

猩红热有哪些症状？

多数染上"猩红热"的患儿都是高热起病，体温可到 39~40℃，伴头痛、咽痛，孩子精神偏弱，比普通感冒显得严重。

发热当天或第二天即可出现皮疹，皮疹出现非常快，从耳后、颈部开始，1 日内迅速蔓延至胸、背、上肢，最后及于下肢。"猩红热"皮疹较为特殊，呈"醉酒样"皮疹，即孩子全身皮肤潮红如饮过酒一样，但往往看不到明显的疹子，所以家长常常没有发现孩子出疹。医生体检时发现皮肤潮红，手压皮肤，潮红全部消退，去压后复现，这就是"猩红热"的皮疹。

医生体检可见咽部充血明显，扁桃体肿大充血，还可发现"帕氏线""口周苍白圈"以及"杨梅舌"等体征。

猩红热的另一个比较典型的表现就是皮疹消退后的脱屑及手指脱皮。

皮疹一般持续时间不长，给予有效治疗后 2~4 天可消退。退疹后躯干部皮肤出现明显的脱屑，手掌足底可见膜状脱皮，甲端皲裂样脱皮是典型表现。脱皮持续 2~4 周，不留色素沉着，不留疤痕。

猩红热的治疗方法

猩红热虽然来势汹汹，但临床治疗效果大都很好。一般选用青霉素或头孢类抗生素治疗。病程初期如患儿高热，精神较弱，血象很高，可考虑静脉使用抗生素，待病情控制改为口服。

为彻底消除病原菌、减少并发症，要遵医嘱服完 7~10 天或更长时间的抗生素治疗。切记一定不要自行停药。

诊室小结

猩红热名字吓人，属于传染病，病情来势凶，这些都令家长担心。但诊断难度不大，抗生素治疗效果一般都比较好。需要提请家长注意的是猩红热可以并发心脏、肾脏、关节的合并症，所以也要重视，需要按医生制定的疗程完成治疗，并按医生的医嘱复查。

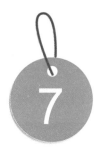

7 让空调减少夏日的痱子

Xiaoxia 来看发烧咳嗽，爸爸前两天生病传染给了孩子，还好不严重，只是普通的感冒。可是 Xiaoxia 满脖子、胸脯、胳膊两侧全是痱子，奶奶说这比昨天晚上还好些，孩子昨天晚上发烧，家里也不敢开空调，一家人一晚上冒汗，热极了。孩子发热时没有汗，吃了退烧药一身汗，就出了一身痱子，今天早晨一凉快，还下去不少。

我问奶奶，天气这么热，为什么不开空调？奶奶错愕地望着我说，孩子发烧能开空调吗？那样会不会病得更重？我告诉奶奶，如果孩子患肺炎或其他疾病住院，在夏季的病房里都是开空调的，包括新生儿病房。在有空调的病房里，经过正规的治疗，孩子逐渐康复出院。而如果让孩子高温季节在没有空调的房间治疗，不仅不会让疾病好得更快，孩子还会增加痱子、湿疹甚至中暑等疾病。奶奶听后明白了，我又反复叮嘱回去要开空调，这样就不再起新的痱子了，孩子在凉爽舒适的环境中能好好休息，这有利于疾病的恢复。

夏季到来时，气温越来越高。在这个季节里，除了肠道疾病多发外，皮肤疾病也是最常发生的。夏季比较多见的皮肤问题是痱子。痱子看似是个小问题，但因反复发生，持续出现而让家长很是烦恼。

为什么夏季容易出痱子？

痱子的发生多与外界温度高，湿度大，及人的汗液分泌过多，汗液蒸发不畅有密切关系。由于表皮被汗液持续浸渍，致使汗管口角质层变软，堵塞汗孔，汗液不能通畅排泄而淤积于汗管内，汗液外渗周围组织形成痱子。

痱子和湿疹怎么区分？

夏季宝宝皮肤疾病多发，湿疹和痱子都多见，二者疹形有相似之处，但治疗方法却不相同，如何区分？

● 疹形相似而不同

虽然湿疹和痱子都是红色的疹子，但湿疹皮疹相对大些，疹子之间的边界常不太清楚，有的疹子有渗出，有的皮疹周围皮肤粗糙干燥。而痱子皮疹相对较小，常伴有发白的小尖。

● 出现时间不同

湿疹四季皆可发病，而痱子多见于炎热的夏季（当然如果家中温度过高，冬季也是可以发生的，我就见过三九天的痱子）。

● 原因不同

湿疹常与过敏相关，过敏原刺激后常可导致皮疹增加，但过敏因素消除后常不易很快缓解。而痱子只与高温多汗、汗管堵塞有关，外界温度适宜、少汗后常可很快减少。

不过，夏季经常痱子和湿疹混在一起出现，要求家长做甄别还是有点难度的，因治疗原则不同，如不能明确诊断，建议就诊。

怎样预防痱子？

知道了痱子形成的原因也就知道了该怎样预防。

● 生活环境温度适宜

夏季气温高，应多开门窗通风，及时开电扇和空调，让孩子有一个相对凉爽舒适的环境。

孩子代谢水平高，怕热不怕冷，皮肤娇嫩，抗病能力低，环境温度高时易发生皮肤疾病。而老人正相反，大都怕冷不怕热，不喜欢空调，所以老人带孩子的生活环境往往温度过高。临床中外国小孩出痱子的概率明显低于国内孩子，是他们皮肤好吗？不是，白种人的皮肤耐受性其实并不好，之所以痱子很少发生，是因为他们认同孩子可以在空调房间待着。

● 保持环境干燥

虽然开风扇和开窗可以使温度适当降低，但夏季的潮湿是需要空调来改善的，尤其在三伏天气，温度高湿度大，开空调是正确的选择。

● 保持皮肤表面的干燥

带孩子外出玩耍应尽量在阴凉环境，不要到烈日下，玩的时间不要过长，如孩子有汗，可以给他扇凉，让流动的空气带走汗液，减少汗液在皮肤上的停留时间。可以多给孩子洗澡，洗后要擦干。穿轻薄的棉布衣服，使用棉布的小床单，这样透气又吸汗，利于保持皮肤干燥。孩子睡着后要给他们翻翻身，擦擦背，不要一个姿势睡一晚上，减少汗液对皮肤的浸泡。因孩子头部出汗多，头皮中容易出现痱子，可考虑把头发剪掉，利于清洗和保持干燥。

出了痱子怎么办？

一般痱子多发生于 2 岁以内的孩子，随着年龄的增加，孩子皮肤耐受性增加，痱子会越来越少。

值得家长注意的是，出痱子后一定要保持孩子皮肤的清洁，不然痱子上面极易出现小脓头，这是痱子合并皮肤感染的征象，即家长所说的痱毒。如果出现这种情况就需要用 75% 的酒精对小脓包加以消毒，如果小脓包融合变大，可用抗生素类的药膏涂抹，严重的要看医生。

痱子虽不是什么严重的疾病，但出痱子比较痒，孩子比较容易烦闹，家长看着心疼。去除痱子不需要什么灵丹妙药，让孩子生活在凉爽舒适的环境，保证皮肤干爽痱子会很快消退，也不会再出新的。所以夏天该洗澡洗澡，该开空调开空调，别老考验小朋友的皮肤。

8 蚊虫叮咬

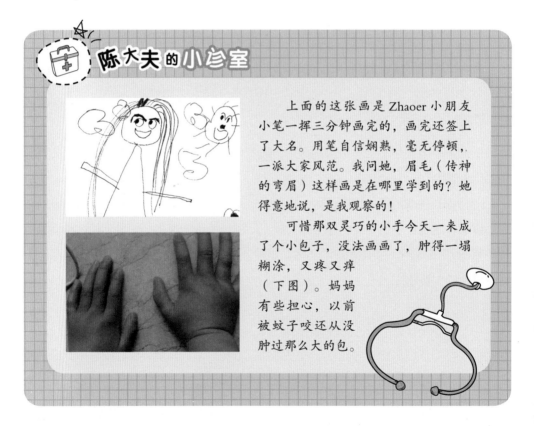

陈大夫的小诊室

上面的这张画是 Zhaoer 小朋友小笔一挥三分钟画完的，画完还签上了大名。用笔自信娴熟，毫无停顿，一派大家风范。我问她，眉毛（传神的弯眉）这样画是在哪里学到的？她得意地说，是我观察的！

可惜那双灵巧的小手今天一来成了个小包子，没法画画了，肿得一塌糊涂，又疼又痒（下图）。妈妈有些担心，以前被蚊子咬还从没肿过那么大的包。

叮咬后特别痒怎么办？

叮咬后少抓挠不刺激叮咬处就会很快不痒，局部红肿就会减轻。有的土方法比如涂牙膏、涂肥皂水等本身止痒消肿效果并不明显，但涂后少抓挠，痒肿就会比较轻。

孩子被咬后常不能控制抓挠的动作，可使用薄荷膏，清凉的感觉可以减少孩子的不适感。如叮咬后剧痒难忍，可用炉甘石洗剂止痒。

叮咬后特殊表现的应对策略

常规小蚊子包家长可以应付，遇到下列情况家长也不要慌张。

● 叮咬后红肿巨大，甚至出现淋巴管红肿

有的蚊虫叮咬后红肿很大（整个手肿、脚肿），甚至中心出现水泡，特别痒。更严重的还有叮咬周围或全身出现红疹，或叮咬处淋巴管红肿（我看到一个小病人蚊虫叮咬后右臂从手到肩部一条红线即叮咬后出现淋巴管炎，可惜没拍下照片）。

应对：家长常常担心大包里会不会有什么毒性物质，会不会让孩子中毒，这种担心是不必要的。严重的红肿是蚊虫叮咬后局部过敏反应的表现，一般发生在皮肤敏感或本来就是过敏体质的孩子身上。叮咬后如剧痒，可以涂炉甘石洗剂。如孩子使劲抓挠造成局部破溃，可涂一些消炎药膏以防感染。可口服抗过敏药，如仙特明、克敏能，减轻过敏反应。

但不论是外用还是口服，都没有立竿见影的效果，家长不要紧张，也不要乱找药膏涂抹，尤其其中成分不详的更应慎重。因为叮咬后肿大严重的孩子往往是过敏体质，如涂抹不当反而会造成新的过敏。

● "小鸡鸡"被咬

敏感部位被咬常常使家长敏感，这是"命根子"啊。我曾经看到一个小男孩阴茎被蚊子咬了，小龟头上起了一个大水泡，家长吓得不行。

应对：尽量让孩子不要抓挠，减少被挠破的可能性。小婴儿最好暂不戴尿裤了，大孩子要穿宽松的裤子。没有特殊情况，2~3天红肿就会减轻，随后逐渐消退，啥也不影响。

● 眼皮被咬

蚊子咬在眼睛上，稍微重一点孩子眼睛就睁不开了，家长会比较担心。

应对：眼睛部位被咬，最好少涂药。薄荷膏、风油精之类的药膏常会刺激眼睛，造成眼睛疼痒。尽量避免孩子揉眼睛，以免造成继发的眼部感染。

对付蚊虫叮咬预防是关键

蚊虫叮咬发生了，其实我们并没有什么特效好办法让痒轻一些，让肿消得快些，我们能尽力的是让孩子少被咬。

● 婴儿外出的小推车最好有纱帘。

● 能走路的孩子尽量穿宽松的长衣裤，这样既凉快又防蚊。

● 尽量少在水边或草丛边玩耍，尤其是傍晚时分。

● 家中睡眠时可以开空调，室温高会导致蚊虫活动增加。

● 孩子最好睡在有蚊帐的环境，这样既防蚊，也没有化学药物刺激。

第五章 小儿睡眠和哭闹

家里有个"夜哭郎"时妈妈的精神会感到十分崩溃。一边担心孩子的正常生长发育受影响，一边自己也休息不好，因而会十分烦躁不安，甚至抑郁躁狂。在我做过的访谈或问答中，睡眠相关话题是关注度最高的，这说明它非常普遍，也确实使人感到困扰。孩子睡不好到底是缺钙、缺锌还是肚子里有虫？或者还有其他原因？孩子睡觉为什么会像老人一样打呼噜？怎样培养孩子的睡眠习惯，让孩子一夜睡到天亮？

而孩子的哭闹更是让妈妈手足无措，孩子不会说、不会表达，是肚子疼、饿了、渴了还是想抱？哭到什么程度要去看医生？哭得歇斯底里会患有严重的疾病吗？惊吓会让孩子哭闹不止吗？

不急，这些问题，在这一章会有答案。

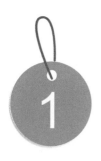

1 小婴儿睡眠规律养成

今天门诊来了位2个月大的婴儿，本来在妈妈怀里睡得很好，我让妈妈把孩子放在床上准备检查，刚一放下，立即哭闹起来，左摇右晃仍然哭个不停，无奈抱起来，妈妈哄也不管用，爸爸接过去，脚下踏着舞步走起来，很有节奏感地摇晃，孩子这才逐渐安静下来，然后睡着了。

爸爸妈妈无奈地看着我：孩子在家睡觉一直需要抱着，大家全天候值班，都累得不行了。

很多新手家长常常被孩子的睡眠搞得疲劳不堪。帮助小宝贝养成一个良好的睡眠习惯，这不仅关系到孩子的生长发育，也关系到妈妈的休息、泌乳和身体恢复。

婴幼儿睡眠行为的正常状况

● **新生儿**：常呈现频繁而短暂的睡眠，在任何时间都可以睡觉和觉醒，而且经常不能区分白天和黑夜。虽然有些书中描述新生儿除了吃就是睡，但其实这种情况非常少见。一般新生儿睡眠时间在 15~16 个小时，有些小宝宝的妈妈在孕期睡眠较少，可能会导致宝宝的睡眠时间比 15~16 个小时还少。这种情况是正常的，家长不要过于忧虑。

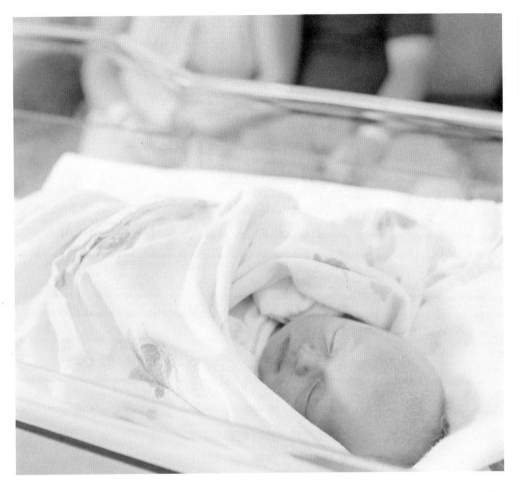

● **4~6 个月**：这时候宝宝开始逐渐建立规律睡眠，可以分清昼夜。夜间睡眠时间开始延长。

● **6~12 个月**：白天的睡眠逐渐变得少而有规律，由白天 2~3 次睡眠减为 1 次，夜间睡眠时间逐渐延长并成为一天最长的睡眠时间。这个阶段是睡眠习惯逐渐养成的时期，期间经常会发生变化。家长不用担心。孩子夜间睡眠过程中也经常会出现翻动、哭闹等状况，只要孩子没有长时间的哭闹，就不需要在这种状态下喂食或护理，以免影响孩子的睡眠。

● **1~6 岁**：随着年龄增长，每日睡眠时间逐渐减少。从 2 岁的 13 个小时降至 4 岁的 11.5 个小时。白天的睡眠时间也逐渐减少，到 5~6 岁时，儿童可以像成人一样仅有夜间睡眠。

● **学龄儿**：只有夜间长觉。

上面所描述的是婴幼儿睡眠的正常状况，但不表示所有的孩子只有一个标准。由于孩子个体的差异，妈妈孕期睡眠情况的不同，家庭成员睡眠习惯的不同都有可能造成孩子睡眠状况的差异。了解婴儿正常的睡眠状况，有助于家长尽量按照这个规律养成孩子的睡眠习惯。

怎样培养出好睡眠？

● 从新生儿期就要养成让孩子独自睡眠的好习惯。很多父母都习惯拍着、抱着让婴儿睡觉。这就意味着，当以后婴儿不再像现在这样轻盈时，抱着孩子睡觉就会成为你和家人每天要执行的一项艰巨任务了。

● 不要在睡前过度玩耍或看恐怖电视，造成临睡眠前大脑皮层高度兴奋，影响睡眠质量。

● 不要让孩子晚饭吃得过晚或过饱，不然会影响睡眠。晚餐最好在5~6点吃，清淡一些为好。

● 睡觉时不要给孩子盖太厚的被子。孩子一般都怕热，被子太厚，孩子出汗多，也影响睡眠。

● 临睡前，不要让孩子喝过多的水，否则夜间有小便，同样会影响孩子的睡眠质量。

睡眠不好也不都是睡眠习惯的问题，有时睡眠不好是和疾病有关。如果上述事项都注意到了，但孩子仍然频繁出现睡眠问题，就需要带孩子就诊，请医生判断有无患病。

2 孩子为什么睡觉总醒？是缺钙吗？

陈大夫的小诊室

　　Xinxin 1 岁半多，体重、个子长得都不错，可最近不知怎么了，睡觉总是哭、翻腾，每晚总要折腾个 30~40 分钟，哭得撕心裂肺。妈妈每晚都睡不好，白天还要上班，已几近崩溃，也担心这样会不会影响孩子的发育。虽然孩子没有什么病，妈妈也坚持不住了，还是带孩子来看一下吧：是孩子缺钙？缺锌？受到了惊吓？还是有其他原因？

　　缺钙在很多家长眼里简直是百病之源，什么都往缺钙这个方面去考虑。缺钙确实可能造成孩子睡眠不好，但不是睡眠问题的唯一原因，还有很多其他因素也会影响孩子睡眠，下列因素可能更常见。

喂养不当

　　孩子睡眠不好比较常见的原因是由于饮食不当导致肚子不舒服,这个您想到了吗？孩子有时趴着睡觉，有时还撅着小屁股，或者睡觉时来回翻腾，这往往是饮食不当造成肚子不舒服的表现。如果孩子睡眠时有这些表现，应该回顾一下孩子的晚餐情况：

● 晚餐太晚，没有足够的消化时间。由于家长下班较晚，孩子等着一起吃晚饭，7、8 点钟才吃上饭，吃完饭后也不会再进行什么运动，胃肠内的食物没有完全消化就睡觉了。

● 晚餐过于丰盛，增加胃肠负担。家中晚餐不仅时间晚，而且由于是全家人在一起吃的唯一一顿正餐，所以普遍非常丰盛，其中一定有孩子特别爱吃的饭菜。这就造成孩子进食过多，胃肠负担增加。

● 带孩子外出就餐。餐厅的饭菜美味好吃，同时也意味着油大、难消化，而且还有一些是孩子平时少吃或不吃的，易造成孩子胃肠不耐受。

睡眠秘方

● 1 岁多的宝宝最好单独给他做饭菜，其中蛋白类和脂肪类食物不能太多。

● 孩子晚餐时间最好在 5 点左右，这样吃饭后有较充分的时间消化食物，晚上睡觉前 1~2 小时可让孩子喝一次奶。

● 尽量不带宝宝外出就餐。

穿盖过多

爱子心切的家长们总怕孩子冻着，喜欢给孩子穿多盖多，结果孩子常常睡得全身大汗。出汗不舒服孩子就容易醒，出汗多造成口渴也会让孩子醒。有些妈妈跟我说孩子老蹬被子，结果着凉生病了。为什么孩子会蹬被子呢？还是盖得太多，盖得合适就不会蹬被。孩子本身大都是怕热不怕冷的。

睡眠秘方

● 少穿少盖：穿衣盖被是否恰当，以摸脖子后面皮肤光滑无汗为标准。

● 保持房间凉爽：不要总是门窗紧闭，适当通风非常有必要。家中向南的房间往往室温很高，冬天要开窗，夏天要开空调。

运动量过大

有时白天宝宝运动量过大也会造成夜间哭闹。孩子 1 岁多后开始学步，喜欢跑来跑去，家长对此应适当控制。可以玩一阵休息一会儿，不要一玩就是一整天。如果孩子户外活动一整天，过度疲劳，运动过量容易造成肌肉酸痛而导致夜间哭闹。如果带孩子外出旅游更应注意这一点。

睡眠秘方

● 爱动的孩子要适当控制运动量，尤其外出玩时。

● 如果要增加孩子的运动量，要循序渐进。不能今天跑 100 米，明天跑 1000 米。

受到惊吓

1 岁多的小宝宝开始逐渐理解大人的语言，有的开始看动画片，外出活动观察看到的事物景象也多了。如果家长说话语气严厉，或大人之间大声争吵，或动画片中出现个别吓人的画面，或出去玩时见到新的让人紧张的事物（比如着火、暴力事件等），都可能造成孩子的紧张情绪，导致夜间哭闹。

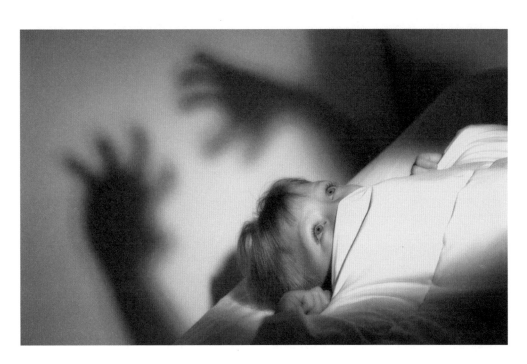

睡眠秘方

● 家长不要当着孩子面大声争吵。

● 不要让宝宝看可能有恐怖画面或情节的动画片。

● 外出遇到令宝宝紧张的事情时，要告诉他发生了什么事，而不要带着孩子忙不迭地跑开，那样会让孩子感到更紧张。家长要给予孩子足够的安慰和解释。

缺钙

如果孩子喝奶非常少，又没有在饮食中添加适当的钙剂及鱼肝油，孩子可能会出现"缺钙"，从而睡眠不安。孩子"缺钙"，一般不会只表现为睡眠不安易醒，也会有"方颅""肋外翻"等骨骼方面的表现，要确定是否"缺钙"，最好还是请医生看一看。

睡眠秘方

● 增加奶量：奶中含钙丰富，奶量增加可以增加钙的补充。

● 补充钙剂、鱼肝油：如孩子除夜间哭闹外，还有明显的方颅、肋外翻等钙不足的表现，应积极补钙补维生素 D，随着钙的补充，夜间哭闹也会逐渐缓解。

诊室小结　　偶尔发生的夜间睡眠问题一般不会对孩子造成严重的影响，只要从上述原因中加以注意，大部分都会得到改善。但也有孩子表现持续的不明原因的夜间哭闹，夜间深睡眠的不足会影响孩子的生长发育，这种情况家长应带孩子就医，找到相关问题给予改善或治疗。

3 睡觉咬牙是肚子里有虫吗?

有的孩子睡眠不错,就是睡觉时经常咬牙。一般家长带孩子来看睡觉咬牙的问题,几乎是众口一词地问会不会孩子肚子里有虫。我有时也感到奇怪,这种根深蒂固的关联是怎样形成的呢,是否与我们小时候肚子里有寄生虫的孩子太多有关? 睡觉咬牙真的是肚子里有虫吗?

睡觉咬牙和寄生虫的关联

确实,我们这代人小的时候,经常吃驱虫药,然后发现几乎人人都有寄生虫。肠道内有寄生虫,特别是蛔虫,它靠吸收人体内的营养而生存。它在人的肚子里活动起来,除了使人肚子痛、恶心、呕吐,严重者患肠梗阻外,有时还会使人夜间磨牙。也许这就是这种"关联"的由来。

但事实上,随着生活水平的提高、卫生条件的改善,寄生虫病的发病率越来越小。一般条件的家庭,如果家中没有宠物,孩子患寄生虫的概率是很低的。我工作 20 多年,只遇到过两例寄生虫患儿,一例是一个印度孩子,一例是一个法国学校的孩子。而我们自己的孩子还没有看到过寄生虫患儿。

所以,卫生状况良好的地区,睡觉咬牙和寄生虫基本上扯不上什么关系。

但有一个例外,就是家里有狗或其他宠物的家庭。有些寄生虫是人畜共患的,如果狗有寄生虫,孩子和它亲密玩耍,就不能排除感染的可能。

家长如果不放心,可以留取大便标本去医院化验,找到虫卵即可确诊。

什么原因会造成睡觉咬牙?

睡眠中咬牙的原因目前并不是非常清楚,可能和下列因素有关:

● **消化不良**。当孩子晚餐进食过多或进食难消化的食物,如较多的肉类或油炸食品,超过了胃肠的负担能力;或孩子胃肠功能不好,如有胃肠炎或呼吸道感染造成胃肠功能下降,此时胃肠不能有效地消化食物,容易出现睡觉后咬牙。

● **情绪激动或紧张**。白天精神过于激动,孩子玩得太累,入睡后大脑皮层没有得到完全的休息,部分神经仍处于兴奋状态,会入睡后咬牙。而情绪过于紧张、生气、焦虑时也容易出现磨牙。

● **牙齿排列不齐**。牙齿咬合关系不好,发生颞下颌关节功能紊乱,也会引起夜间磨牙。

知识链接: 下列情况也与寄生虫无关

面部皮肤白斑

寄生虫确实可能造成面部白斑,但在如今寄生虫很少的情况下,面部白斑更多考虑为湿疹、晒斑。这种面部皮肤局部的色素脱失,可能是由于皮肤本身的疾病所造成的,并不是寄生虫的原因。

甲床白点

目前并没有资料表示寄生虫与甲床的白点有什么必然联系。甲床上的小白点从专业的医学角度看还没有特别确切的解释。有些资料认为这种现象与孩子的消化情况有关,它的出现说明孩子近一段时间的消化吸收情况不是很好。也有人认为甲床由于碰撞受到轻微的损伤,就会出现这种小白点。

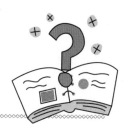

总之,如果孩子睡觉时咬牙、面部白斑、甲床小白点,多与寄生虫关系不大。但如果伴有腹痛、腹泻,体重增长不达标,应考虑到寄生虫的可能性。家长可留取孩子大便送检,在大便中找到虫卵即可诊断。

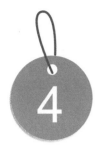

4 睡觉打呼噜的孩子

  打呼噜是生活中常见的一种生理现象。它不仅会发生在成年人的身上，也会发生在小孩子的身上。不过，因为似乎无碍大局，这种情况往往不会引起家长的注意，有时家长还会拿来打趣。

  但严肃地说，小儿睡觉打呼噜，是应该引起家长重视的一件事。因为一般情况孩子睡觉是不会打呼噜的，孩子睡觉打呼噜可能是扁桃体肥大、腺样体肥大。

孩子为什么会打呼噜？

  先说说什么是扁桃体、腺样体。扁桃体一般家长都比较了解，有些家长还能自己看到。腺样体这个词就比较陌生了：腺样体是位于鼻腔后面鼻咽顶上的淋巴组织，也

111

称为咽扁桃体，它和扁桃体一样，肩负着人体的免疫防御功能，但肉眼直观是看不到的。腺样体2岁左右开始增大，4~8岁是旺盛时期，10岁左右停止发育，青春期后逐渐萎缩。

小儿抵抗力弱，易患上呼吸道感染，扁桃体、腺样体均可因炎症而肿大，使呼吸道处于狭窄状态，影响通气。由于呼吸不畅，孩子便张口呼吸，这样气流通过咽腔时，振动了软腭或悬雍垂，就会出现呼噜声。所以有的小朋友平时不打呼噜，一旦发热咳嗽就有呼噜声了。

还有的孩子发烧、咳嗽好转后仍有打呼噜的现象，这是由于急性扁桃体炎、腺样体炎反复发生，扁桃体、腺样体发生慢性增生、肥大，就会在平时也出现打呼噜现象。

孩子打呼噜会造成什么影响？

家长们一般都不会特别重视呼噜，很多人认为打呼噜不影响吃喝，不要紧。但医生会特别重视打呼噜的情况，因为打呼噜会给孩子造成下列损害：

● 孩子因呼吸不畅而打鼾，会使孩子在睡眠中缺氧，直接导致其脑部发育供氧不足，引起促生长激素分泌减少，不但影响孩子身高，还会影响孩子的智力发育。

● 孩子因呼吸道部分堵塞而打鼾，呼吸道堵塞会造成吸入氧气不足，这会导致心率增快，久而久之，会使心脏增大。

● 孩子因呼吸不畅而张口呼吸，失去鼻黏膜对空气的加湿、调温和过滤作用，干冷的空气易导致上呼吸道感染。

● 孩子因呼吸不畅而张口呼吸，严重者会造成面部变形，出现"腺样体面容"。

持续打呼噜应该怎么办？

如果孩子持续打呼噜家长们要重视，最好先到医院让医生检查一下，分析病情，看看到底是鼻炎、鼻窦炎引的打呼噜，还是因为扁桃体、腺样体肥大引起的打呼噜，或者还是其他原因。

上述疾病的检查和治疗方式是不同的，如果医生怀疑孩子腺样体肥大，那就需要做个电子鼻咽镜的检查了，因为腺样体长在鼻腔的后端，是不能直接看到的，只能依靠柔软的内窥镜放到鼻咽部才能看到。

鼻咽镜检查很安全，往鼻子里喷一些麻药就能完成。这个检查没有年龄限制，因为医生会根据孩子的年龄选择不同粗细的内镜，减少检查的不适感。

扁桃体、腺样体肥大后一定要手术吗？

并不是所有的扁桃体、腺样体肥大都需要手术，手术与否需要耳鼻喉医生检查后确定。如果确诊了腺样体和扁桃体肥大，并导致孩子严重缺氧，那么最好的解决方法就是手术切除肥大的腺样体和扁桃体。家长很担心切除了腺样体和扁桃体会不会导致抵抗力低下？腺样体和扁桃体只是众多免疫器官中的一小部分，切除后并不会导致抵抗力下降。

手术需要在全身麻醉下进行，手术后需要住院观察 2~3 天。至于全麻会不会影响孩子的智力？儿童麻醉是严格按照体重用药的，选择的也是适于孩子的麻醉药物，非常安全、快捷，充分保证了手术的安全。

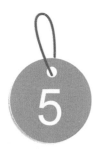

5 孩子为什么哭不停？

　　孩子不睡觉让人又急又气，如果还哭个不停就更让人感到抓狂了。对于哭闹不止的孩子，家长特别着急担心，哭闹待查的孩子来看病对医生也是一大考验。

　　小宝宝不会说话，哭闹常常成为他们表达自己的重要方式。各种生理的不适，比如饿了、渴了、大便了、小便了都会哭，心理不适，比如害怕、烦躁、生气也会哭。其实哭不全是坏事，哭闹可以使两肺充分扩张，增加肺活量，同时还可以促使全身肌肉活动，非常有助于各肌肉的锻炼与发育，也有助于情绪的宣泄，但即使有这些好处，我们还是希望孩子哭得越少越好。

　　面对宝宝的哭闹，家长应该怎么做呢？是立刻抱起来安慰，还是放任他哭？

　　对于哭闹的孩子，首先要判断宝宝哭闹的原因。如果有什么原因造成孩子哭闹，应该消除引起哭闹的因素，如果认真寻找后没有发现引起孩子哭闹的因素，可以让孩子哭闹一会儿，不需过于担心。

　　那么家长从哪几个方面判断孩子哭闹的原因呢？

吃：

　　对于新出生的宝宝，妈妈常常经验不足，不知道自己的奶量，也不知道每次孩子吃了多少母乳，经常在喂奶后 1~2 小时孩子即出现哭闹。如果把手指放在孩子的嘴边，孩子表现出强烈的觅食动作，孩子吃奶次数不少但体重长得并不达标。那么这种哭闹往往由于母乳不充足，孩子饥饿造成的。

对于 4~6 个月的孩子，奶量已经基本稳定，开始添加辅食。如在添加新食物的当天或第二天，孩子出现明显哭闹，往往是由于孩子对新食物不耐受，家长再仔细检查可能发现孩子肚子比较胀，有的出现腹泻或便秘，有的可能出现皮疹。这可能是对新食物过敏或不耐受，如遇这种情况，应暂停对这种新食物的尝试。

喝：

母乳喂养的孩子一般不需喝水，但有时天气炎热，室内环境干燥，室内温度增加，孩子穿衣过多，孩子活动量增多等，这些都可能造成孩子体内水分消耗增加，从而出现口唇干燥，尿少而黄，大便黏稠甚至便秘，孩子哭闹可能是因为渴了。在这种情况下，适当地让小宝宝喝点水更利于孩子健康。

排泄：

孩子大小便后常表现哭闹，所以孩子一哭闹，首先可以检查一下孩子有没有大小便，如果大便较稀，要注意每次便后抹点护臀霜，以防臀红。换纸尿布时要注意孩子的衣裤有没有湿，如有要及时更换。

还有的孩子会在小便前或小便后哭闹，家长需要加以重视。因为婴儿的泌尿系感染症状常比较隐匿，易被忽略，排尿前后哭闹是其症状之一。

睡眠：

孩子困倦时易哭闹，尤其是孩子想睡觉而外界环境比较嘈杂时，此时应在相对安静的地方抱着孩子，尽快哄孩子入睡。

小提示

如果每次哭闹都让孩子喝奶，可能会造成喂养过度，表现为大便里有较多奶瓣，呈消化不良状态，或大便次数和量的增多。孩子体重增长超过正常水平。

室内温度及穿着：

室内温度过高，孩子穿着过多也会引起孩子哭闹。温度高穿得多，孩子容易出汗，即使在寒冷的冬天孩子也有可能出痱子。当孩子哭闹时要注意观察皮肤是否干燥光滑，如发潮，则可能是穿得太多了。

给孩子佩戴饰品要注意有无饰品缠绕挤压皮肤，不建议给婴儿佩戴饰品。

疾病因素：

● 肠绞痛

除上述因素外，还有一种哭闹需要家长了解，这就是肠绞痛。肠绞痛多发生在出生后2~3周的时间内，3~4周后发生明显减少，病情常常是突然发生，表现为严重哭闹，短则20~30分钟，长可持续2~3小时，基本上都可以自行缓解。哭闹一般发生在傍晚。

● 肠套叠

肠套叠高发年龄段在5个月至1岁半之间，其中5个月至8、9个月的孩子最常见。肠套叠的主要症状为：腹痛（以严重哭闹为表现）、呕吐、果酱样大便。

肠套叠患儿由于套叠情况不能自行缓解，所以常呈持续性，或呈阵发性加剧的哭闹。孩子常常哭得撕心裂肺，与普通哭闹大相径庭。在医院，一旦怀疑是肠套叠，做B超可帮助快速而明确地诊断，诊断后可在超声波的直视下以温生理食盐水灌肠，使肠套叠复原。

● 感染性疾病

比如感冒、气管炎、肠炎等疾病，孩子患病不舒服也会哭闹，但一般不仅只有哭闹，还有发热、咳嗽、流涕或呕吐腹泻等症状。

孩子哭闹，大人心焦，不妨先循着这个脉络逐一排除，大都还是能找到哭闹的缘由的。如果心里没底，就带孩子就诊交给医生判断。

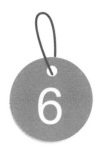

6 小婴儿肠绞痛
主要表现就是哭

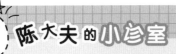

陈大夫的小诊室

Xiaoman 才 2 个月，第一次来看病就是因为"哭"，没完没了，怎么哄也不行：喂奶不吃，喝水不喝，换尿布发现既没拉也没尿，房间不热，孩子身上没汗，躺着不行，抱着不行，颠着也不行。招数用尽，依然哭不停，哭得爸爸妈妈心里都没底了，只好来看病。

也许是车里晃的，Xiaoman 来时已经不哭了，有点小迷糊。检查了皮肤、头颈、口腔、咽部都没有异常，听了心肺也没有异常，小肚子软软的不胀，压了压肚子也不哭闹（如果有腹痛按压后会哭闹），晃醒了看看宝贝的反应、眼神也都正常。

结合除了哭闹其他都正常的病史特征，基本判断是"肠绞痛"。

什么是肠绞痛？

婴儿肠绞痛是以严重的、持续的哭闹尖叫为表现，但没有明确原因的一种状况。多发生在出生后 2~3 周，3~4 周后发生概率明显减少，但个别也会在出生后 12 个月内发生。病情常常突然发生，哭闹严重，有时甚至持续 2~3 小时，但基本上都可以自行缓解。哭闹一般在傍晚比较多发。

这种持续的哭闹常常使家长十分崩溃，由于原因不明，哭闹严重，孩子又才 2~3 个月，家长大都慌忙就医，有时一到医院，孩子就什么事情也没有了。即使确定为无其他疾病，持续 1 小时以上的哭闹也会令家长倍感压力，诱发家长焦虑情绪。

肠绞痛到底是怎么回事呢？这个问题很难给出明确的答案。因为时至今日，到底是什么原因导致孩子持续哭闹，仍然不是十分明了。有的学说认为是婴儿肠道痉挛、肠内胀气造成，也有人认为是患儿胃肠功能尚不健全导致，还有的人认为与肠道内常住菌群不足或胃食管反流有关，也可能与妈妈情绪焦虑抑郁、吸烟、过早中断母乳、辅食添加不当、过于频繁就医、过多实验室检查等都有相关性。

既然病因不甚明了，我们暂且不加讨论。对家长来说，最有价值的信息还是怎样才能让孩子的症状得到缓解。

肠绞痛哭闹的缓解方法

在过去，针对肠绞痛患儿曾使用过镇静剂、镇痛剂或解痉药，但由于副作用大，现在已经基本不用了。目前最常给予的治疗原则是：非药物、非介入的方法，比较获得认可的是感情上的安抚及镇静。比如使用橡皮奶嘴，听舒缓的音乐，适度使用婴儿

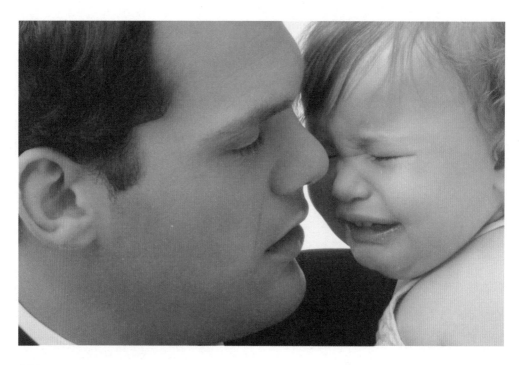

摇椅等。具体可试用下列方法：

● **襁褓法**：将孩子包在宽松的、不太热的襁褓中，襁褓不要太紧，要让髋膝等关节可以弯曲活动。

● **侧卧**：仰卧睡觉是一种非常安全的睡眠姿势，但不利于安慰紧张不安、哭闹不止的小宝贝。可让孩子改成侧卧睡觉。

● **嘘声法**：在宝宝耳边发出嘘声，或使用一些"噪音"，如打开收音机，频道间电波干扰的声音，吸尘器或吹风机的声音等，哭闹不休的宝宝们也许可以安静下来。

● **使用摇椅**：使用摇椅不要幅度太大，要注意保护孩子的头和颈。

● **吸吮法**：可以吸妈妈的奶头或安慰奶嘴。

上述五种方法结合使用，一般可以缓解婴儿肠绞痛所导致的持续哭闹。

需重视的宝宝哭闹

但还有些宝宝怎么哄都不行，就是哭得停不下来。如果发现宝宝哭闹不止并伴有下列症状之一应尽快就诊，需要由医生判断有无疾病状况：

● **哭闹伴有呕吐**：这可能是喂养不当、胃肠炎，也可能是中枢神经系统感染。

● **哭闹伴便秘或腹泻，或便中有血或黏液**：这可能是胃肠炎或肠套叠。

● **进食时或进食后哭闹**：这可能是对该食物过敏。

● **伴有发热**：可能有其他疾病比如呼吸道感染等。

● **高调尖厉的哭声**：往往意味着中枢神经系统感染（脑炎、脑膜炎）或颅内出血。

● **呻吟或哭声微弱**：伴有严重疾病，尽快就诊。

● **嗜睡，眼神无光**：伴有严重疾病，尽快就诊。

● **近期体重增长不达标**：孩子体重增长情况不好，可能伴有一些特殊的疾病，体重不增是孩子的大问题。

孩子哭闹，考验家长，考验医生，尤其新生儿、小婴儿，没有任何其他表达能力，一些特殊疾病也没有典型的表现，仅表现为哭闹。所以当孩子哭闹同时出现上述这些需要重视症状时，家长应该能识别并带孩子就诊。如果上述情况都没有，仅考虑为肠绞痛，可试着用前述方式去缓解。孩子哭闹不可怕，排除了疾病的问题，有时也只能让他哭一会儿了。

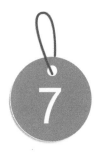

7 孩子严重哭闹，要警惕肠套叠

陈大夫的小诊室

Muzi 3 岁了，每次来都不太爱说话，也不爱哭。今天也不例外，甚至看着比平时情绪更低落一些。妈妈说她刚刚在家大哭一场，说肚子特别特别痛。

我问妈妈和平时肚子痛的感觉一样吗？妈妈明确告诉我，不一样，好像特别疼！正说话中，孩子突然说肚子痛，然后就撕心裂肺地哭了起来，和平时的 Muzi 完全两样。我赶紧摸了摸孩子的肚子，隐隐有个包块。

我立即让孩子去做 B 超，看看是不是肠套叠。很快结果回报：肠套叠。

于是联系外科和影像科，给孩子做了灌肠，所套叠的肠管比较长，但好在过程顺利，很快就灌开了。Muzi 非常幸运，因为妈妈心细，发现孩子这次哭闹得不同寻常及时就诊了。如果拖延一会儿，肠套叠时间长了，导致肠管坏死，就不是灌肠能解决的了，可能需要手术，甚至需要切掉坏死的肠管。

什么是肠套叠?

肠套叠对于多数家长还是有些陌生的。肠套叠并不常见，那为什么我要给家长普及肠套叠的知识呢？因为肠套叠的症状有时仅仅是剧烈地哭闹，尤其是不会诉说腹痛的婴儿，容易被家长忽视。而肠套叠的早期诊断对疾病的治疗方式选择以及预后至关重要，及时诊断灌肠即可解决，若是晚了就需要手术了，如果肠管已经坏死还需要将坏死段肠管切除。

肠套叠是小儿常见的腹部急症之一，是指某段肠管凹陷入其远端的肠管。

肠套叠发生时，凹入的肠段会使肠壁血管受压，使肠壁的静脉血和淋巴液发生回流受阻，造成肠壁肿胀，肠黏膜破裂，引起出血；血管受压严重会使肠壁动脉血供不足，造成肠壁缺血坏死。

肠套叠高发年龄段在5个月至1岁半之间，其中5个月至8、9个月的孩子最多见。大多数肠套叠找不到特别明确的发病原因。腹泻、便秘、呼吸道感染、服用某些药物等都可能成为诱发因素。有些学者认为此阶段属添加辅食初期（5~9个月），婴儿的胃肠功能尚不健全，易发生新食物刺激所导致的胃肠功能紊乱，也是构成肠套叠的诱因之一。Muzi 3 岁了，并不是这个疾病的高发年龄段，但也发病了。年长儿发病率常与一些原发性疾病，如美克尔憩室、肠息肉、淋巴瘤等密切相关。

肠套叠的表现

肠套叠的主要症状为：剧烈哭闹、腹痛、呕吐、果酱样大便。

孩子最明显的表现是剧烈哭闹，肠管发生套叠后，产生较严重的腹痛，婴儿不能诉说，即表现为剧烈地哭闹，烦躁不安，哭闹短暂停歇后再次发生，不断加剧。由于造成哭闹的原因非常多，家长感到很难判断。不过肠套叠患儿的哭闹与其他情况往往不太相同，肠套叠患儿由于套叠情况不能自行缓解，所以哭闹常呈持续性，或呈阵发性加剧。如家长发现几个月的小宝宝哭闹不止，或略缓解后又哭闹，最好及时带孩子就诊。

扫一扫，了解肠套叠
与肠痉挛的区别

哭闹疲倦后患儿面色苍白，精神烦躁或萎靡，此阶段常合并呕吐，发病初期呕吐常不明显。几小时后，患儿排出果酱样大便，这是由于肠管套牢后肠壁出血，与肠黏液及大便混合而成。此时若没有及时就医，就会造成肠坏死、腹膜炎。

肠套叠的治疗

在医院，一旦怀疑是肠套叠，B超可做快速而明确的诊断。需要去专科的儿童医院，成人B超科室的大夫可能对此经验不足。

诊断后可在超声波的直视下以温生理盐水灌肠，使肠套叠复原。

如果肠套叠时间已长，肠壁可能已缺血坏死，或套叠很紧，不宜再做保守治疗，可直接进行紧急手术。手术方法是将腹腔打开后，将套叠的大小肠复位复原。如肠子已坏死则做肠段切除。

肠套叠虽然少见，但因其预后与发现的早晚密切相关，所以家长还是应该在心里有这样一根弦。当发现孩子的哭闹不同以往，哭得特别严重，要带孩子就医。就医最好选择有儿童B超及儿外科的医院。一些综合性医院的B超室对肠套叠的B超诊断并不很熟悉，或者没有儿外科在诊断后迅速能进行灌肠，而再辗转到其他医院会比较耽误时间，治疗时机对肠套叠的预后至关重要。

 **8** 惊吓会导致孩子夜里哭闹吗？

现在外界环境多样，新奇事物多，家长也乐于带孩子多长见识：比如很投入地过万圣节，带孩子看有恐怖镜头的电影（有时我们大人觉得不恐怖），带孩子玩冒险的游乐项目。有的孩子能接受，有的孩子胆子小，接受起来有困难，因此受了惊吓。

那么受惊吓后孩子会怎样呢？

哭闹夜惊：

孩子出去玩时见到新的让人紧张的事物，比如难看或丑陋的景象、着火、暴力事件等，都可能造成惊吓后情绪紧张，导致夜间哭闹夜惊。不仅如此，1 岁多的小宝宝开始逐渐理解成人的语言，有的开始看动画片，如果家长说话语气严厉，或大人之间大声争吵，或动画片中出现个别吓人的画面，都可能造成孩子夜间哭闹。

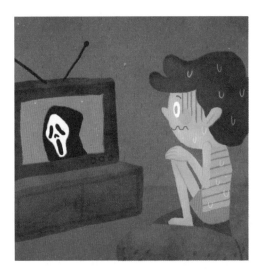

如出现这种情况，需要尽力安抚孩子，可以多抱着孩子，陪伴入睡等。一般几天之后孩子睡眠会逐渐恢复正常。

我有一个 2 岁的小患者因为持续几夜哭闹来看病，了解后得知孩子曾经外出玩，偶遇一处火灾，火苗不高并不危险，但家长看到后立即抱着孩子跑起来。可能当时家长想着快快远离人多的地方，这期间并未关注到孩子的情绪，结果这之后孩子一连好几天每晚都哭闹。

建议以后遇到这种情况，家长先不要慌乱，如无危险，可以相对从容地离开，并告诉孩子为什么会着火，怎样保证安全，而不要先慌忙跑开。着火本身就让孩子紧张，家长的紧张情绪又加重了孩子的恐惧。

发热咳嗽：

孩子受到惊吓，有时不仅表现为夜里拼命哭，还可能引起发热等症状。

孩子受到惊吓可能会发生一过性的发热，发热一般持续时间不长，家长不用担心。曾有一个 4 岁多的小患者，爸爸带孩子看《黑客帝国》晚场电影，看完回家后孩子夜间就开始发高烧，没有咳嗽流涕，体检时喉咙也不红，化验也正常，发热考虑为惊吓所致。第二天就基本恢复正常了。

孩子如果是一过性发热，可自行处理。如发热不退，伴有咳嗽流涕，就得考虑呼吸道感染了。这时需要让孩子多喝水，保证休息。如症状 2~3 天还没缓解，需要去医院就诊。

对于胆子比较小的孩子，这些比较考验胆量的事情最好少做，等孩子慢慢长大，了解的事物多了，自然会逐渐接受。

第六章 了解其他常见疾病

　　之前的各章节是按照孩子的疾病症状做了分类，发热、咳嗽、呕吐、腹泻、皮疹、哭闹是最多见的症状，如果孩子有相关症状可以在对应的章节里查找到相应疾病的特点、治疗及护理方法。但孩子的疾病种类很多，靠症状分类是远远涵盖不了的，这一章对其他热点疾病如手足口病、疱疹性咽峡炎、流行性感冒和普通感冒，以及一些其他常见病如贫血、川崎病、扁桃体肥大、过敏性鼻炎、斜视、龋齿等大家关注的问题做了详细解答。

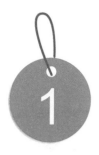

1 手足口病没你想得那么可怕

近几年，手足口病渐渐进入大众视野，被越来越多的人熟识了解。因手足口病列入传染病管理（被诊断后医生要上报疾控中心 CDC，CDC 会通知所在幼儿园或学校），幼儿园和学校经常发疾病流行及预防的通知，令家长十分紧张。手足口病到底是一个怎样的疾病，真的很可怕吗？

陈大夫的小诊室

　　Shuhan 是位 1 岁 10 个月的小女生。因为小区里有手足口病的孩子，昨天妈妈发现孩子手上脚上有疹子，但并没有发烧，非常担心孩子是否患了手足口病。我检查了孩子手脚，发现孩子手足心都有红色的皮疹，直径大约 1 毫米，皮疹并不密集，又检查了孩子的口腔，齿龈上有一个溃疡，口周有散在的皮疹。让妈妈脱下孩子的裤子，在屁股上也看到一些红色的小疹子，从疹子的形态及分布特点以及传染病接触史看，基本确定是手足口病。

　　家长一听是手足口病，立刻慌乱地问该怎么办，显然是无数个被手足口病吓坏的家长之一。

手足口病是一种什么病？

每年夏季都是手足口病的高发季节，夏季到来，幼儿园陆陆续续出现手足口病患儿，有的幼儿园会因此关闭。其实手足口病不仅在夏季发生，其他季节也有散发。

手足口病（Hand foot and mouth disease）是一种儿童传染病。多发生于 5 岁以下儿童，主要引起手、足、口腔等部位红疹和溃疡，有的患儿在臀部皮肤也可看到红疹。刚才讲到的 Shuhan 就是比较典型的手足口病患儿。有的孩子有中低度的发热，有的孩子没有发热。有极少数孩子有高热，较少并发心肌炎、肺炎、脑炎等并发症。极个别重症患儿如果病情发展快，会导致死亡。

经常有家长问：这是一种新的疾病吗？原来怎么没有听说？其实手足口每年均有发病，并不是近 1~2 年才有的疾病。那么之前为什么没人了解，也没人关注呢？其中一个比较重要的原因就是绝大多数手足口病患儿病程短，病情轻微，合并症非常少，是一个相对轻症的疾病，之前 CDC 也未将手足口病列入传染性疾病中。未列入传染病管理之前，手足口病仅仅是一个很普通的儿内科疾病，一般孩子发烧半天至一天（有的根本不发烧），手、足、口、臀部出现皮疹，皮疹持续 3~5 天自行消退，不留痕迹。

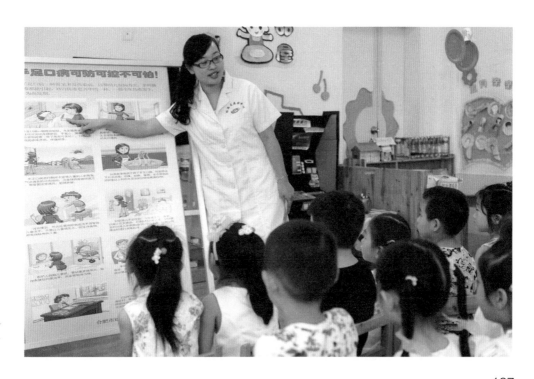

为什么将手足口列入传染病管理?

既然手足口病是这样一种相对比较轻的疾病,为什么后来要列入传染病管理呢?

2008 年,安徽阜阳发生较为集中的、规模比较大的手足口病疫情,并出现危重症病例及死亡病例,2008 年 5 月 2 日卫生部将手足口病列入《中华人民共和国传染病防治法》规定的丙类传染病进行管理。一旦一种疾病列入传染病,其管理、宣传会有很大变化,这也是大家对手足口病了解越来越多的主要原因。

为什么同样是手足口病,病情差异会这么大呢? 其中有患者个体的差异,但主要是由于病原体的不同。虽然同为手足口病,但引发手足口病的病原体却不尽相同。手足口病最常见的病原是柯萨奇病毒 A16 型(Cox A16),轻型或普通型的多由柯萨奇病毒引起,约占到总发病的 95%。危重型手足口病大都由肠道病毒 71(EV71) 型引起,EV71 对于中枢神经系统有极高的感染性,所以 EV71 引起的手足口易合并脑炎及其他合并症,严重者会导致死亡。但 EV71 所导致的手足口病在总发病中很少。

手足口病的治疗

在手足口病中,危重的毕竟是少数,家长需要有这种警惕,但不用过于紧张。

一般患儿 3~5 天自愈,期间不需服用什么药物,让孩子多饮水,保证休息就可以了。如出现高热不退、精神萎靡、嗜睡呕吐等症状,需要立即就诊。

手足口病的预防

手足口病传染性很强,患儿及无症状带病毒者的唾液、疱疹液、粪便均含有较多的病毒,会污染手、毛巾、水杯、玩具、餐具等,通过日常接触可经口感染。患儿咽分泌物中也含有病毒,所以咳嗽、喷嚏等也可造成传播。

小提示

手足口不像水痘、麻疹可以获得终身免疫,如果孩子去年患过此病,今年依然可能患病。

手足口病在预防上有一定难度，常造成较大范围的流行，尤其在幼儿园、学校这些孩子生活环境密集的地方。但我们依然可以做一些事情：

● **保证室内通风**

患儿咳嗽流涕排出的病毒，会弥散在空气中。空气流通可以降低空气中病毒的含量，减少发病。夏天一般家庭都会开窗户，但开空调后常常门窗紧闭。因此建议即使开空调，每天也要保证一定的开窗通风时间。

● **减少公共场合出入**

超市、购物中心、餐厅、早教中心冬天暖风夏天冷气，比较少开窗通风，又常常人口密集，其中不乏患者，是交叉感染高发的地区，最好尽量避免带孩子出入。天气转暖后，如带孩子玩最好去户外。室外有些地方虽然人也比较多，但空气流通，有日光照射，而阳光中的紫外线有杀病毒作用，比较不容易传染疾病。

● **幼儿园做好晨检**

门诊有些手足口病或疱疹性咽峡炎患儿就是幼儿园晨检时发现的。晨检发现后可实行即时隔离，减少孩子交叉感染的发生概率。每年的手足口病和疱疹性咽峡炎，幼儿园都是最高发的区域，幼儿园的有效预防对疾病的控制非常重要。

● **晾晒衣被，消毒玩具**

患儿的疱液会污染衣被，如家中有其他孩子接触到这些衣被，会造成交叉感染。可使用含氯消毒剂消毒毛巾、玩具等。

● **饭前便后洗手**

饭前便后及外出后要用洗手液或肥皂等给孩子洗手，看护人员接触孩子前、替孩子更换尿布、处理孩子粪便后均要洗手。

● **多喝水，清淡饮食，每日正常大便**

多喝水是医生的大招，但这招真的很管用。天气炎热后，督促孩子喝更多的水是家长的一个重要任务。平时孩子的饮食适当清淡，鱼肉蛋可以吃，但不要一餐吃太多。尤其周末，不要带孩子到他们最爱的餐厅肆意大吃。另外，督促孩子每天排一次成形软便也很重要。

● **少吃热性水果**

春末夏初上市的樱桃营养丰富，食用方便，孩子一般都喜欢，但不能让他们一次吃太多，易引起内热、便秘，导致身体状况不佳而患病。类似的水果还有芒果、榴莲，以及坚果和巧克力等。

● **患儿要痊愈后再上学**

患儿要待体温正常、疱疹结痂脱落，症状完全消失后方可去户外活动或上幼儿园、学校，以免造成疾病流行。

手足口传染性强，上述预防措施如加以注意，还是有一定预防作用的。

大部分手足口病患儿病情不重，预后良好，但仍有少数患者为危重型。如果患儿高热不退，精神不好，一定要立即就诊。

知识链接： CDC

CDC（Centers for Disease Control）疾控中心：各省市的疾控中心承担着该省市传染性疾病、慢性非传染性疾病、学生常见病、病媒生物传播疾病等预防与控制；突发公共卫生事件应急处置和疫情报告和信息管理；食品卫生、环境卫生、放射卫生和职业卫生等健康危害因素的监测与干预；全市居民的健康教育与健康促进和科研教学等工作。

2 疱疹性咽峡炎真的比手足口病更严重吗?

每年"六一"儿童节前后不仅手足口病高发,也是疱疹性咽峡炎的高发期。随着气温逐渐升高,孩子各种聚会逐渐增多,加上"六一"临近孩子准备节目排练的时间越来越多,孩子们常常很累,这两种疾病逐渐进入发病的高峰。

什么是疱疹性咽峡炎?真的比手足口病还重吗?

什么是疱疹性咽峡炎?

疱疹性咽峡炎是由病毒引起的以咽峡部疱疹溃疡和发热为特征的疾病,夏季为高发季节。属自限性疾病,一般病程 4~6 日,重者可至 2 周。柯萨奇病毒是导致疱疹性咽峡炎的主要病原,导致疱疹性咽峡炎的主要是 A1-6,8,10,22 亚型。细心的家长会发现,上文提到的手足口病也大都由柯萨奇病毒所导致,只是病毒亚型多是 A16 亚型。所以在某种程度上讲疱疹性咽峡炎和手足口病是"亲戚"。

为什么会得疱疹性咽峡炎?

传染是主因。疱疹性咽峡炎以粪—口或呼吸道为主要传播途径,传染性强,易造成群体发病。早教中心、幼儿园、小学低年级孩子是高发群体。一个班内常出现多个孩子相继发病。

临床表现

口腔内疱疹、溃疡、发热为主要临床表现。疱疹性咽峡炎可以由柯萨奇病毒不同的亚型引起，所以临床表现差别很大，有的很轻，有的却很重，不同年龄临床特点也不太一样。

重的起病急，高热起病，体温可达 39~40℃ 或更高，约 2~5 日后下降，还有烧得更长的。体温特别高时甚至会发生高热惊厥。患儿烦躁哭闹明显，有的患儿可有呕吐及腹泻。而轻的仅有 1~2 天的轻中度发热，也有少数患儿没有发热。

一般在发热第 2 天体温略有下降时口腔内开始出现疱疹，并迅速增多。小婴儿常表现为拒食拒水，口水增多非常明显。这是由于患儿咽峡疱疹溃疡后造成咽部疼痛，婴幼儿不会诉说，拒食以减少吞咽，口水多也是减少吞咽所造成的。小婴儿口水明显增多是这个疾病比较典型的症状，但容易被家长忽视。年长儿常会自诉咽痛。

医生检查可发现咽峡充血特别明显，舌腭弓、软腭、硬腭及悬雍垂处（即我们常说的"嗓子眼"）有浅灰色的小疱疹，直径 1~2 毫米，周围有红晕，2~3 天破溃为白色溃疡，疱疹与溃疡常同时存在。病损数目多至 5~10 个，也可少至 1~2 个，多集中在咽峡部，偶尔可在扁桃体及舌部见到单个疱疹或溃疡，颊黏膜比较少见。可伴有颌下淋巴结肿大。

疱疹性咽峡炎的治疗

相当一部分疱疹性咽峡炎的孩子病情比较重，高热持续不退。高热时，要积极予以退热处理，以免引起高热惊厥。如高热持续，实验室检查白细胞、CRP 增高明显，考虑可能并发细菌感染，此时可使用抗生素。继发中耳炎、鼻窦炎等合并症，也可考虑使用抗生素。是否使用抗生素需要医生来确定。有科普说疱疹性咽峡炎完全不可以使用抗生素是不全面的。有的患儿因咽部疼痛严重，不能进食也不能喝水，同时持续高热，此时也可考虑静脉输液。

局部可用金霉素鱼肝油或中药气雾剂喷雾，以达到局部止痛消炎作用。因所喷药物比较苦，小婴儿常拒绝接受，不用也可以。

此病系病毒感染，如体温不高疱疹不多可不用特殊治疗，注意护理，待其自然恢复就可以了。

护理要点

疱疹性咽峡炎的孩子咽喉部疼痛明显，吞咽困难。但患儿高热需要补充液体，建议让孩子多饮白水。白水对病变的咽喉部刺激最小，孩子相对容易接受。如患儿特别拒绝喝白水，为保证患儿液体量，也可让孩子喝果汁、饮料。但特别酸的或特别甜的果汁如橙汁、西瓜汁，最好不让孩子喝，这些果汁会强烈刺激咽喉部而产生严重疼痛，孩子一般也会拒绝。

可进食有营养且易消化的流质或半流质，如牛奶、菜粥、面条汤。如患儿进食勉强，可少食多餐。如进食其他都比较费劲，也可只让孩子喝奶，这样既可以保证营养供给，也可增加液体入量。不要吃太热、辛辣、味重的食物，以免刺激咽喉，加重咽痛。

要尽量保持大便通畅。如患儿高热，伴便秘或大便干燥，会不利于患儿体温下降、病情缓解。可让患儿服用一些清热解毒的中药以帮助通便。患儿大便一通，体温会逐渐下降，咽峡部的疱疹也会消得快些。

疱疹性咽峡炎真的比手足口病还重吗？

手足口病属于法定传染病（疱疹性咽峡炎不是），大家对它很紧张。2008年，安徽阜阳发生较为集中的手足口病疫情，并出现危重症病例及死亡病例，2008年5月2日卫生部将手足口病列入《中华人民共和国传染病防治法》规定的丙类传染病进行管理。一旦一种疾病列入传染病，其管理、宣传会有很大变化，这也是大家对手足口病了解越来越多的主要原因。因属于法定传染病，如果幼儿园或学校有手足口集体发病常会关闭班级或整个幼儿园。

但临床中多数的手足口病病情轻微，中低度发热，热程1~2天，伴发手、足、口周皮疹，有的患儿在臀部皮肤也可看到红疹。只有极少数由肠道病毒71型引起的手足口病会病情发展快，甚至导致死亡。

疱疹性咽峡炎高热1~2天甚至持续3~4天的患儿比例远远多于手足口病的患儿，所以从某种意义讲，疱咽比手足口病是严重一些的，病程也普遍长一些，患儿因咽峡部剧痛而导致的不适感也显著得多。

疱疹性咽峡炎的预防

疱咽与手足口病基本同源，感染途径也相似，疱咽的预防请参照手足口病。

诊室小结

手足口病和疱疹性咽峡炎传染性强，每年北方地区常在夏季形成规模性流行（南方地区此两类疾病的季节性无这么显著），常常在各个幼儿园此起彼伏，是各个妈妈群、幼儿园群的热点话题。上面两节几乎覆盖了家长对这两种疾病最常见的疑问，希望给妈妈们带来帮助，到了夏天进入这两种疾病的流行季，把书拿出来看看，就心里有底了。

虽然这两种疾病都是在夏季高发，但每一年流行的病毒亚型不同，疱咽的临床表现会有差别，比如有的年份高热1~2天，有的年份高热5~6天，差别还是非常大的。而每一年的流行时间也不完全相同，有的1~2个月就过了流行季，发病很快减少，有的就会迁延3~4个月，蔓延在整个夏天。

不管疾病呈现什么特征，主要的治疗原则和护理方法大同小异，家长抓住主要的就可以了。

3 流感和普通感冒

北方城市每年 11 月、12 月、1 月会有规模不一的"流感"流行，南方城市流感的季节性不是十分明显。流感的流行规模每年不同，影响因素很多，与当年的流感病毒亚型、气候气温以及流感疫苗的接种率高低都有相关性，流感疫苗接种率高则流感的规模会小。

不少爸爸妈妈提起流感有很多疑问，流感到底是不是感冒，流感的危害又有哪些？我们这就来一一解开那些关于"流感"的疑惑。

什么是流感？

Q："流感"是感冒吗？

A：在很多人的观念里，所谓"流感"就是感冒。人们对甲流很恐惧，但如果说是流感就觉得没什么要紧。

"流感"（Influenza）不是指普通的感冒（common cold），而是特指由"流感病毒"引起的急性呼吸道传染病，主要通过空气飞沫传播。而普通感冒则是由非"流感病毒"比如鼻病毒、合胞病毒等其他呼吸道病毒引起的呼吸道感染，其传播的方式也是空气飞沫传播。

都是呼吸道疾病，为什么将"流感"单独拎出来呢？这是因为相对于其他呼吸道感染，"流感"传染性强，容易引起暴发流行或大流行，且病情相比于普通感冒重，临床合并症比较多，所以在我国将该病列入传染病管理。

Q：流感和甲流、乙流到底什么关系？

A：流感病毒有甲、乙、丙三个型（或者称为 A、B、C 三型），甲型流感可以简称：甲流。所以甲流、乙流都是流感的一个类型。

Q：甲流是不是特别危险？

A：甲型所引起的流感传染性最强，易造成大规模流行，病情也最重。但造成威胁生命的合并症还是比较少的。乙型、丙型则多引起散发病例。甲型流感有很多亚型，如：H1N1，H2N2，H3N2 等，乙型和丙型流感病毒常不做亚型分类。

流感的临床特点

Q：孩子班里有五六个发烧的孩子，就一定是流感吗？

A：幼儿园、小学、中学因教室内人群密集，易发生规模流行。但不是所有的发热都是流感，支原体感染、链球菌感染（猩红热）均可以导致集体发病，但传染性较流感弱。要确定诊断，需要到医院化验检查。

Q：哪样情况即应怀疑患流感：

A：家中或密切接触的人群中出现相继发热，如家中爸爸、孩子、姥姥、妈妈相继发烧，或周围人群出现多人高热。

起病急骤，突然发热，体温在数小时至 24 小时内升达高峰，39~40℃甚至更高，且服用退热剂后退热效果差，呈稽留高热状态。

一般状态差，大孩子常诉头痛，全身酸痛，乏力，婴幼儿表现为精神萎靡或异常烦躁。成人全身酸痛、乏力明显。

有上述症状应怀疑患有流感。怀疑流感，最好到能做流感检测的医院进行流感快速诊断，并进行特异性治疗（磷酸奥司他韦）。

流感的诊断

Q：抽血化验可以诊断流感吗？流感怎样早期诊断？

A：流感患者的血常规的化验常没有特异性表现，白细胞正常、增高、降低的均有，CRP 正常或升高，据此不能诊断有无流感。通过化验血中抗体，可以诊断流感，但这需要到病程的 5~7 天才能查得出来。

要早期诊断，临床可使用快速诊断方法：使用专用微生物拭子，将拭子头部深入位于鼻腔根部的鼻咽部，轻转几圈获取标本，或留取患儿鼻涕或鼻冲洗物，将标本送检，约 10~15 分钟即可得到结果。但标本的采集不能过早，比如刚发热 2 小时，建议在发热后 24 小时就诊，此时标本采集送检后阳性率高。

这是两个流感检测，左面一个显示流感阳性，右面一个显示流感阴性。这种实验方法在一些医院开展较成熟，但比较大一些的医院由于病患太多，临床暂未推广此流感快速诊断方法。

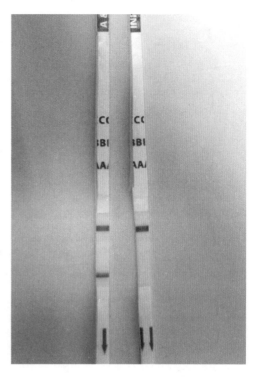

流感的治疗

Q：孩子患了流感就必须吃达菲吗？是否可以让孩子扛着自己好？

A：如明确诊断流感建议使用达菲。

临床一经诊断，即可使用达菲（磷酸奥司他韦）治疗，按规定剂量连服 5 天。治疗效果显著，常于服药 1~2 天后体温即有明显下降。不使用达菲也不是不可以，但如果靠自身恢复一般病程常常高热 4~5 天或更长，体温逐渐消退后会有较长时间的咳嗽，可持续 2~3 周。期间还可能出现比较严重的合并症。

Q：达菲这种药好像有很多副作用吧？

A：临床副作用发生率不高，相对多见的是恶心及呕吐等胃肠症状，其他副反应比较少。

Q：诊断 B 型流感（乙流）也需要服用磷酸奥司他韦吗？

A:流感中既有 A 型流感（甲流），也有 B 型流感（乙流），磷酸奥司他韦是针

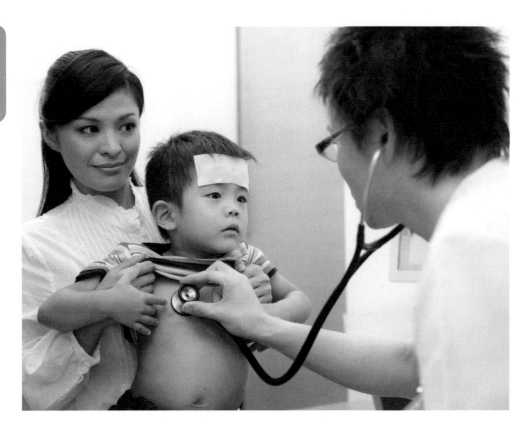

对流感的特效药，不仅对流感 A，对流感 B 也有效。但临床经验显示治疗流感 A 的效果更快更理想。

Q：服用达菲还用吃退烧药吗？

A： 磷酸奥司他韦的作用是抑制流感病毒的致病性，是针对病毒本身起作用，从根本上治疗流感。而退热剂是针对感染流感病毒后出现的发热、头痛、肌肉酸痛等症状，二者的作用不能互相取代。

磷酸奥司他韦服用初期，患者体温不会被很快控制，尤其服用磷酸奥司他韦的第一天，常常仍会高热，如再发热，仍需要服用退烧药。

Q：没有确定是流感，但与流感患者密切接触，症状与流感非常相似，可以吃达菲吗？

A： 在流感流行季节，有流感样症状，高度怀疑流感的患儿可以考虑服用磷酸奥司他韦。但此药是处方药，且有副作用，不建议自行购买，建议在医生指导下服用。

Q：与流感患者密切接触，可以预防性服药吗？

A：磷酸奥司他韦可用于与流感患者密切接触后的流感预防用药。成人推荐口服剂量为 75 毫克，每日 1 次，至少 7 天。服药期间一直具有预防作用。儿童一般按体重用药，怎样预防性用药最好咨询医生。

流感的预防

Q：流感怎样预防？

A：接种流感疫苗是最好的预防方法。流感疫苗可在人群中预防 70% 到 90% 的流感发病。在老年人中，疫苗可减少多达 60% 的严重疾病和并发症，以及 80% 的死亡。

其他预防方法有：

● **成人：**减少旅行计划、出差，减少应酬，尽量保证休息、不熬夜，人群密集的公共场合少出入，多饮水。

● **孩子：**减少旅途奔波，超市、购物中心、早教中心等人群密集处少去，温泉、滑雪场这些挑战冷热极限的地方少去，少吃温热性水果，如芒果、车厘子，不要吃太多坚果，多喝水，每日大便。

**诊室
小结**

流感的临床特点：

★ 起病急骤，突然发热，体温在数小时至 24 小时内升达高峰，39~40℃甚至更高，且服用退热剂后退热效果差，呈稽留高热状态。

★ 一般状态差，大孩子常诉头痛，全身酸痛，乏力，婴幼儿表现为精神萎靡或异常烦躁。

★ 家中或密切接触的人群中呈集体发病，如家中爸爸、孩子、妈妈相继发烧，或幼儿园学校出现多人高热，应到医院进行流感检测。

★ 流感可进行早期诊断，并早期治疗，治疗效果显著。

★ 如在急性期未进行抗流感的治疗，发热持续时间长：4~5 天高热，体温逐渐消退后会有较长时间的咳嗽，可持续2~3 周。

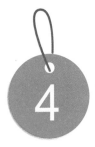

4 治疗小感冒，你也可以学得会

感冒是通俗意义上的讲法，如果专业地讲就是上呼吸道感染，是小儿最常见的呼吸道感染性疾病。气候温暖舒适时，孩子的呼吸道自身抗病能力较好，因此病情相对轻微，主要表现：流涕、咳嗽，咳嗽多不重，有的伴有发热，体温大都不高或发热时间不长。普通感冒与流感有很大不同，普通小感冒不一定需要到医院看。

在家服药护理

如果孩子没有明显的发热或热度不高，精神好，只是咳嗽流涕，家长也可以学习一下简单的治疗，减少到医院的次数，也可以减少交叉感染。

● **喝水**

虽然是老生常谈，但绝对有用。此时喝水不怕多，怕不多。如不爱喝水，可适当让孩子喝一些他喜欢的清淡的果汁。

● **减食**

孩子有感冒症状，应清淡饮食，减少进食的量，这样可以减轻病症，减少病程。

● **休息**

如果孩子咳嗽流鼻涕，还带孩子玩到很晚，那孩子的病肯定好不了。对于小感冒的孩子，休息是最好的治疗。你不顾忌疾病，疾病就会给你好看。

● **适当服药**

可以给孩子吃对症的药物，比如退热药、止咳药、化痰药以及一些中药。这些药是 OTC 类药物。

1. 止咳剂：

感冒的病程初期常伴有比较频繁的干咳，如果咳嗽严重，影响孩子日常活动或夜间休息可以给孩子服用止咳剂。但如果痰很多，不建议服用镇咳剂。2岁以下孩子需在医生指导下使用。

2. 化痰剂：

咳嗽三四天后往往痰增多，此时不建议继续服用镇咳药，可给孩子服用化痰药。这类药物主要作用是稀释、碎化痰液，使黏稠的痰液易于咳出。

3. 清热类中药：

如孩子发热、咳嗽、便干或便秘,可考虑服用清热类中药。这类药物一般可清热利便,对退热、止咳、排便有一定辅助作用。

4. 退烧药：

如果孩子发热不到 38.5℃，多喝水即可。如体温达到或超过 38.5℃，不论由于任何疾病造成的发热，都建议给予退热处理。最主要、最确切、最直接的退热方式即给予退热剂，如泰诺林、美林等药物，辅以物理降温方法。两种退热剂可交替使用（但不是必须交替），特别是当体温持续高热，一种退热剂对体温的控制不理想时。

5. 不能自行服用抗生素：

抗生素，属于处方药，也就是说是需要医生指导使用的药，家长不要给孩子自行服用。病毒和细菌都可能引起感冒，抗生素只对细菌引起的感冒有效。而事实上，80% 的感冒都属于病毒性感冒，抗生素对它是无能为力的。如果宝宝是病毒性感冒，吃抗生素不但对治疗没有帮助，还会导致耐药及肠道菌群紊乱。等宝宝哪天真的感染了细菌，抗生素的药效反而不那么理想了，导致疾病越来越难治。

一般感冒轻则 3~5 天，多则 5~7 天就好了。

什么情况家长需要带孩子就诊？

● 精神萎靡或烦躁。

● 孩子活动量明显减少。

● 发热 3 天不退。

● 咳嗽严重或伴有喘憋。

● 伴发皮疹。

● 小于 6 个月的发热患儿。

● 病程 5~7 天仍无好转痊愈迹象。

● 家长觉得孩子和平时差异明显，或不知如何处理。

知识链接： OTC

OTC 是 Over The Counter（Drug）的缩写，即指"可以在柜台上销售的药品"，也就是指消费者不需要持有医生处方就可直接从药房或药店购买的药物，即非处方药。这类药物一般具有疗效稳定，作用温和，副作用小且不掩盖疾病的特点。

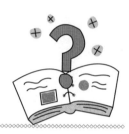

5 贫血

在人们普遍的概念中，贫血多是由营养不良造成的。现在儿童饮食很丰富，可还是有些孩子会患上贫血，很多家长对此感到有些困惑。

其实，贫血并不是一种简单的疾病，贫血根据不同的分类方式可以分为很多种，比较常见的除了缺铁性贫血、生理性贫血，还有感染性贫血、巨幼细胞性贫血、地中海贫血……我们一般人认为的贫血大都指缺铁性贫血，或婴儿阶段所经历的生理性贫血。

缺铁性贫血

陈大夫的小诊室

Licha 1 岁多，来看贫血时血色素已经掉到 87 g/L，呈现非常典型的小细胞低色素性贫血。

孩子家庭情况很好，不应该有营养问题，怎么血色素会这么低？询问爸妈才知道，原来孩子吃饭后非常不爱喝奶，而且吃饭挑食严重，不爱吃鸡蛋和肉，只喜欢米饭馒头，孩子体重也不达标。孩子贫血明显，主要考虑缺铁性贫血，是由于偏食导致铁剂及蛋白质摄入不够，需要补充铁剂和蛋白质。

右边这张图是经过涂色的电镜下的红细胞。红细胞即呈这种中间略凹的小饼状。

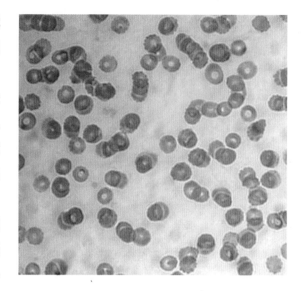

每个红细胞内有血红蛋白，铁是血红蛋白的重要组成部分。所以如果缺铁，每个红细胞内的血红蛋白量就会减少，红细胞的血红蛋白总和——即血色素就会低于正常。缺铁性贫血的红细胞体积小（小细胞）、每个红细胞血红蛋白含量低（低色素），即缺铁性贫血的特征为小细胞低色素。

病因

● **先天贮存铁不足**：胎儿出生前，母体会将造血原料铁储存在胎儿体内，这些原料能保证胎儿出生后至少3~4个月的造血需要。早产儿、母亲怀孕期严重缺铁、胎儿宫内失血等均可出现贮存铁不足，因此容易出现缺铁性贫血。

● **饮食中铁含量不足**：出生后婴儿铁的摄入主要来自于母乳。母乳中含的铁是各种食物中吸收最好的，因此母乳含铁量虽不多，却已够婴儿需要，出生后6个月内的婴儿若有足量的母乳喂养，基本可以维持血红蛋白和储存铁在正常范围内。6个月后随着辅食的添加，奶量开始减少，但新增的辅食中铁的含量不确定且相对吸收率低，包括配方奶铁的吸收率也较母乳低，故易发生缺铁性贫血。还有的孩子添加辅食后奶量大幅下降，但辅食吃的也不好，各种营养摄入均不足，孩子表现为体重不增，此时铁的摄入也往往不足。

文章开始提到的Licha就是这样一个既不爱喝奶又吃饭费劲的孩子，孩子体重半年没长，1岁半时才9公斤，同时伴有中度贫血。

应对

如发现轻度贫血，可增加富含铁的辅食。蛋黄、瘦肉、动物肝脏、豆制品、木耳都是富含铁的食物，同时增加喝奶量。严重缺铁的孩子则需要在医生的指导下服用硫酸亚铁或其他铁制剂。

婴儿生理性贫血

病因

由于胎儿红细胞携氧能力低，因此需要增加红细胞个数以保证携氧量。出生后，婴儿肺呼吸运动开始，红细胞带氧能力明显增强，不再需要胎儿时期那么多的红细胞了，机体便减少红细胞的生成，而此时胎儿时期生产的红细胞也开始破坏，再加上出生后的 3 个月是婴儿生长最快的时期，血液液体容量的增加大于红细胞生成量的增加，原有的红细胞浓度被稀释。

应对

所以，出生后红细胞数、血红蛋白逐渐下降，至出生后 2~3 月血红蛋白可降至 90~110 g/L。这种正常生理变化引起的短暂贫血状态称为生理性贫血。生理性贫血是婴儿生长发育过程中出现的正常现象，所以无须治疗，家长也无须紧张。3 个月后血红蛋白逐渐回升至正常水平，达到 120~160 g/L。

感染性贫血

病因

感染性贫血是另一种临床比较常见的贫血。孩子患急性感染性疾病（如上感、气管炎、肺炎等）进行血常规检查时会发现血色素低于正常即贫血。一般认为，感染性贫血可能与细菌和病毒使血液中红细胞破坏加速、铁代谢紊乱、骨髓造血功能暂时抑制等因素有关。

应对

贫血多为轻型，不需针对贫血做特殊治疗，当全身或局部感染控制后，同时加强营养，贫血自然会纠正，孩子血色素在短期内会逐渐恢复到正常水平。

营养性巨幼红细胞性贫血

近年临床中不太多见。多见于经济水平较差地区，以婴幼儿为主。主要因缺乏维生素 B12 或叶酸所致。

地中海贫血

多见于我国南方，广东广西为主，属遗传性疾病。轻型可无任何症状，重者可致死胎或患儿死亡。轻型无须特殊治疗，重型要进行产前诊断，以确定下一步的诊疗计划。诊断需要特殊的化验。

贫血听起来简单，但临床诊断过程有时非常复杂，有时需要做很多化验检查才能明确诊断。不论是哪一种的贫血，家长不要主观判断自行治疗，要请医生查明贫血的确切原因再采取针对性的治疗，以免错治或延误治疗。

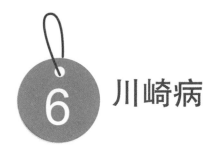

6 川崎病

川崎病对于多数家长来说是个陌生的名字，但对于可疑患病或确诊患病的家长来说却是一个沉重的字眼。

川崎病是一种什么病?

川崎病学名皮肤黏膜淋巴结综合征（mucocutaneous lymph node syndrome，MCLS），是一种以全身血管炎为主要病理改变的急性发热、出疹性小儿疾病。临床归类在结缔组织疾病类。

川崎病是怎么得的?

川崎病属于病因不明的疾病，目前有一些假说，但多数研究未获得一致性结果，故迄今尚无确定性的答案。几年前碰到过一个德国籍的孩子发热5天伴皮疹，怀疑是川崎病，和患儿爸爸做了艰难的解释。小朋友爸爸的哥哥正好是一名医生，打电话过来询问，说没听说过这种疾病，问我病因是什么，我说病因不清楚。于是带着满满的不信任，爸爸带着孩子走了，后来孩子还是诊断为川崎病。临床中很多疾病病因尚不清楚，尤其是以综合征命名的基本都是病因不清的疾病。

为什么叫这个奇怪的名字?

1967年，日本川崎富作医生首次报道本病，以他的名字命名了这个疾病。本病在日本发病率最高，在欧美地区发病率比较低，所以上一次那位德国医生不知道这个疾病。川崎病在北京地区的发病率有逐年上升趋势。

为什么要科普这个疾病?

即使发病率较之前有明显上升，川崎病仍然是一种少见病。让大家了解是因为:

● 川崎病对心血管系统有损害，主要会侵害冠状动脉，即心脏的供血血管，目前川崎病导致的心脏损害已上升为小儿后天性心脏病的第一位。

● 发热 5 天是川崎病诊断的一个关键时间点。随着临床医生对川崎病的认识越来越多，如持续发热临床医生应考虑川崎病可能性。了解一些川崎病的知识，医生交代病情时家长不致太慌乱。

● 川崎病诊断后需要住院治疗，经过标准治疗大多数川崎病的预后良好。

川崎病有什么表现?

1. 发热持续 5 天以上，用抗生素无效（川崎病一般伴有白细胞及 CRP 的增高，病程早期未诊断为川崎病时一般会给予抗生素）。

2. 眼结膜充血明显，看起来像哭过一样，严重的眼睛红得像小兔子。

3. 口唇充血、皲裂，杨梅舌: 嘴唇红得特别明显; 舌头红，舌乳头凸起像杨梅。

4. 出皮疹: 皮疹形态不一，没有特别的特征性。发热出疹的疾病很多，但如发热超过 5 天伴发皮疹，要高度怀疑是川崎病。

5. 颈淋巴结肿大: 有时颈部淋巴结肿大非常明显，甚至误诊为淋巴结炎。

6. 手足掌及指趾端红，硬性水肿，恢复期手、足从指趾端开始脱皮。

川崎病的诊断

川崎病的诊断主要依据患儿的症状。上述症状占据 5 条即可诊断，此为典型川崎病。但近年报道不完全性或不典型病例增多，约为 10%~20%。上述症状具备 2~3 条，但有典型的冠状动脉病变，也可以确诊为川崎病。一旦疑为川崎病，应尽早做超声心动图检查。

在病程的 2~3 天患儿可能仅仅发热，其他症状不明显，常常诊断为感冒。但家长不必每次发热都担心川崎病。

首先，本病发生率低。

其次，如果是川崎病不会只有发热，一定会有上述的其他症状，即使医生也需要看到这些症状才可以考虑诊断，家长要做的是针对发热的孩子要每天注意有无皮疹，如发热伴发皮疹要就诊。

最后，川崎病的治疗目前的共识是：在病程第 5~10 天进行丙球治疗，这样对预防冠脉扩张是最有效的。有的家长担忧发热两三天未诊断治疗耽误了病情，这种顾虑是不必要的。

川崎病有特异性的治疗

大剂量静脉输注丙种球蛋白加阿司匹林是川崎病的标准治疗。治疗效果良好，缓解发热皮疹等症状比较快，更重要的是可以降低川崎病冠状动脉瘤的发生率，这是影响川崎病预后的关键点。

川崎病丙球治疗需要住院。丙球很贵，所以花费较高。

除上述治疗外，还需根据病情使用潘生丁以及其他对症药物。

川崎病能治好吗？

一般家长一听川崎病立即蒙了，觉得得了怪病，立即问是不是可以治好。川崎病听着吓人，但绝大多数患儿预后良好，正确治疗可以逐渐康复。

病情稳定出院后需在心血管专科随诊，检测相关化验指标，定期复查超声心动，监测冠状动脉及心脏情况，根据病情逐渐减停药物。

川崎病有复发病例，但比率很低，约 1%~3%。

诊室小结

★ 川崎病是一种以全身血管炎为主要病理改变的急性发热、出疹性小儿疾病。发病率有逐年上升趋势。

★ 川崎病对心血管系统有侵害，导致的心脏损害已上升为小儿后天性心脏病的第一位。

★ 发热 5 天是川崎病诊断的一个关键时间点。

★ 绝大多数患儿预后良好，正确治疗可以逐渐康复。

7 什么情况需要做扁桃体切除？

陈大夫的小诊室

　　Zhenghao 是个 5 岁半的小女生，今天来复查。她这次"化脓性扁桃体炎"不轻，持续高烧，第一天来的时候很蔫，脸色也很差，话很少，与平时普通感冒时的健谈完全变了样子。血象化验白细胞总数和中性白细胞特别高，输液 3 天体温才从高峰降下来。治疗 7 天了，今天复查，孩子重又来了神。

　　她患"化脓性扁桃体炎"不是一次了，现在不仅发热时非常易发生急性化扁，不发热时扁桃体也像两个小球在那肿着。

化脓性扁桃体炎的表现

　　扁桃体是人体的一个免疫器官，是上呼吸道感染的第一道防御门户，可是这个小小的扁桃体经常"惹是生非"，尤其是在季节交替、天气变化较大时，扁桃体就更容易发炎了。

　　化脓性扁桃体炎为各种致病微生物引起的腭扁桃体的急性化脓性炎症，是临床常见的上呼吸道感染性疾病。病原体多样，但大多数为乙型溶血性链球菌，其他细菌及病毒也可导致，但比率比较低。儿童和青少年是其高发人群，婴幼儿发病相对少些。

　　临床表现是突发高热，体温可达 39℃以上，咽痛明显。孩子精神比较萎靡，很蔫。

可继发风湿热、关节炎、心肌炎和急性肾炎等多种疾病。

化脓性扁桃体炎的诊断

体检很容易看到：扁桃体充血肿大，肿大的扁桃体上面有黄白色脓点或脓苔，隐窝内充满脓性渗出物。通过症状及医生检查不难做出诊断。

血常规检查白细胞及中性粒细胞计数可明显增高，C 反应蛋白增高。可用咽拭子做链球菌感染的快速诊断，如呈现阳性结果利于进一步明确诊断。

化脓性扁桃体炎的治疗

化脓性扁桃体炎主要病原是细菌，又多为链球菌感染，需要使用抗生素。治疗上多选择青霉素族或头孢类抗生素，一般以口服为主，治疗效果比较好。但有些"化扁"是耐药菌株导致，所以临床治疗可能非常不顺利，有些耐药菌株引起的"化扁"需静脉使用抗生素 3~5 天或更长时间才退烧，家长不要因为退热慢而反复去多家医院就诊。

化扁治疗一般不难，治疗如顺利，体温常很快降至正常，但切记不要体温一退就停服抗生素。一般化脓性扁桃体炎的治疗疗程是 7~10 天，有的根据病情可达 14 天。过早停药会导致疾病反复，而反复的"化扁"有可能导致肾炎、心脏炎、关节炎。

反复"化扁"要考虑扁桃体切除手术

化脓性扁桃体炎使用抗生素治疗，有些未经彻底治疗扁桃体陷窝内仍残留细菌，一旦身体抵抗力降低或过度劳累即会反复发作，日久则形成慢性病灶。反复的化扁使链球菌感染合并肾炎、关节炎、心脏炎的概率增加，而且由于反复炎症刺激会造成慢性扁桃体肿大，呼吸道阻塞，睡觉打鼾，睡眠缺氧，影响孩子的生长发育。

像这样反复的扁桃体化脓或慢性扁桃体肿大导致孩子睡眠

小提示

治疗中还可能发生使用抗生素后体温反而升高的情况。这是由于使用抗生素后，细菌在短时间内被大量杀死，在机体内崩解，释放出大量毒素，导致体温更高，这是一个正常的治疗反应，不必着急。

时打鼾缺氧就需要考虑做扁桃体切除了。对此很多家长都比较纠结，有的担心反复感染合并症的概率增加，也有的担心扁桃体切除后少了一道免疫屏障。

到底哪些情况需要做扁桃体切除呢？

● 反复多次急性化脓性扁桃体炎，每年 4~5 次的扁桃体化脓即属于多次。

扁桃体炎多数是由乙型溶血性链球菌引起，这种细菌感染易引发变态反应，继发风湿性心脏病、肾炎、关节炎等，这些疾病会危害一生的健康。反复的链球菌感染使继发这些疾病的可能性增大，这时，应考虑是否切除扁桃体。

● 扁桃体过度肥大增生，堵塞呼吸道，引起呼吸不畅，入睡后打鼾、憋醒。

由于夜间睡眠质量不好白天无精打采、精神不振，严重者还影响生长发育，身高体重均落后于同龄儿。这种情况下，在炎症控制后应考虑切除扁桃体（可参照孩子睡觉打呼噜要警惕一文）。

家长们关心最多的还是切除了扁桃体会不会导致抵抗力低下？答案是不会的，扁桃体只是众多免疫器官中的一小部分，切除后并不会导致抵抗力下降。

化脓性扁桃体炎是常见的一种儿科疾病，虽然起病比较急，病程初期孩子的体温非常高，但因症状典型、明显，常比较容易明确诊断。确定诊断后需要使用抗生素治疗，使用静脉抗生素还是口服，要看孩子的病情由医生确定，治疗的疗程一般 7~10 天或更长，因与疾病预后相关，希望家长一定遵从医嘱，不要自行停药。反复化脓性扁桃体炎是否需要手术要看反复的频度以及慢性肿大的严重程度，确定是否手术需要看耳鼻喉医生。

8 过敏性鼻炎

门诊时经常听到家长说，现在过敏的孩子怎么这么多啊。确实，现在各种过敏尤其呼吸道过敏，比如过敏性鼻炎、过敏性咳嗽、哮喘的孩子越来越多见。

这其中原因很复杂，目前尚未有结论性的报告。雾霾以及各种环境污染是很重要的原因之一，但西方发达国家的过敏发生率也是逐渐增高的，环境非常好的澳大利亚过敏的发生居全球首位。有假说提出：过于卫生是导致过敏增加的重要原因。

过敏发生率增高的确切机制还在探索中，但过敏性疾病的诊断和病情控制并不能等待。

过敏性鼻炎的表现

过敏性鼻炎（也称变应性鼻炎）是机体在接触过敏原（比如粉尘、霉菌、花粉等）后出现的鼻黏膜的过敏性炎症。主要表现是打喷嚏、流鼻涕、鼻子痒、鼻子堵，有的患儿也容易出鼻血。并不是每个患者都具有这四种症状，有些只有其中一种症状，有些全部都具备。

过敏性鼻炎的诊断

当孩子有上述症状，建议看耳鼻喉医生。医生会询问家族史，检查孩子鼻黏膜颜色，鼻黏膜充血情况，并做过敏原检测，结合这些内容确定诊断。

过敏性鼻炎和哮喘

近期研究发现，过敏性鼻炎与哮喘有相当多的相关性，过敏性鼻炎和哮喘是同一气道内的同一种持续性炎性疾病。过敏性鼻炎的患者中哮喘的发生率高达20%~38%，明显高于普通人群（2%~5%）。而哮喘患者中过敏性鼻炎的发生率为78%，远高于一般人群（5%~20%）。过敏性鼻炎和哮喘的伴发现象在低于18岁的青少年中更为常见。这部分人群中大多数（43%~64%）表现为先发生过敏性鼻炎，随后发生哮喘；较少数（21%~25%）表现为二病同时发生。由此可见，过敏性鼻炎和哮喘之间有极为密切的联系。

过敏性鼻炎是导致哮喘的高危因素之一，通过治疗过敏性鼻炎可减轻哮喘的症状，降低哮喘的发病率。所以即使是轻症的过敏性鼻炎也要郑重对待。

过敏性鼻炎的治疗

过敏性鼻炎的最佳治疗方法是脱离过敏原，然而这对绝大多数患者来说很难做到。

治疗过敏性鼻炎可以口服抗过敏药及白三烯受体拮抗剂，长期正规使用激素类鼻喷剂也可以很好地改善症状控制疾病发作。有些家长觉得需要较长时间的激素类鼻喷剂的治疗，担心激素的副作用，或者因孩子对鼻喷剂拒绝就中断了治疗，这些都不利于症状和疾病的控制。

由于鼻腔暴露在人体最外端，任何过敏因素都会刺激到鼻腔，过敏性鼻炎的控制非常困难也容易反复，需要在耳鼻喉专科医生的指导下进行正规治疗。

家长对过敏性鼻炎是比较忧虑的，如果您家中有过敏性鼻炎的患儿你会发现：过敏性鼻炎既难治又易发，发作期间流涕影响白天活动，鼻塞影响夜间睡眠，而喷激素类药物治疗需要比较长的疗程，家长担心副作用，孩子也常常拒绝，这些都非常困惑孩子和家长。

过敏性鼻炎看似简单，却是一个不太好完全控制的疾病。诊断后要在医生的建议下按要求治疗，尽量回避过敏原，尽可能地控制症状，让孩子有良好的生活状态。

9 什么原因引起"鼻出血"?

陈大夫的小诊室

春天风大，天干物燥，门诊鼻出血的孩子不少。

Xiaoxin 妈有点忧心忡忡，Xiaoxin 这几天流了三次鼻血，昨天那次流的最多，折腾半天才止住。前两次鼻血不多，妈妈觉得可能天气干也没有特别在意，这反复多次，不禁让人隐隐地忧虑：不会是什么其他的疾病吧？不会是白血病吧？虽然不愿这么想，但这个念头一旦生出来就让人胆战心惊。

电影电视里，似乎只要一拍到低头发现出鼻血，随后就得了白血病，好像二者有非常必然的联系。其实，白血病多见的首发症状不是鼻出血，而更多地表现为感染、乏力、贫血等，但这些症状或疾病无法呈现出很好的视觉冲击，鼻出血简单又易表现，所以反而成了白血病的代表症状。

我给 Xiaoxin 做了体检，化验了血常规，白细胞、血色素、血小板都正常，就是单纯的鼻出血。但需要家长注意，如之后鼻衄仍反复发生，还是建议看看耳鼻喉科确定有无过敏性鼻炎。

孩子为什么容易鼻出血？

鼻出血，学名鼻衄，是小儿常见的一种鼻部疾病。虽然一出血非常吓人，但大多

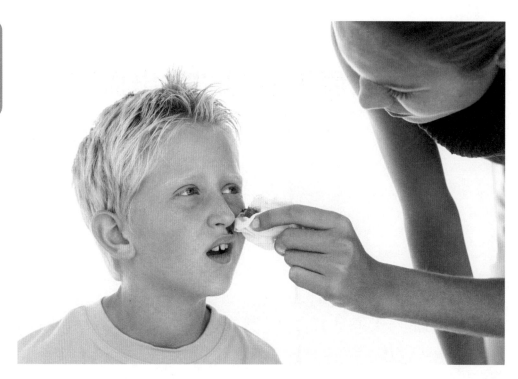

数情况都不会伴有什么严重疾病（比如白血病），家长不用过分紧张。鼻衄在各年龄段均可发病，但儿童鼻衄显得尤其多发，这是什么原因呢？这主要与他们自身的生理特点及行为特点有关系。

在鼻翼对应的鼻腔内侧布满了许多交错成网状的细小血管，血液供应非常充足，而且这些血管位置表浅，易由于干燥或碰撞而破裂出血。儿童鼻黏膜比成人薄，使得这种出血更容易发生。而且，小儿一般是热性体质，易"上火"而出现黏膜干燥，小血管破裂出血。另外，儿童的某些不良习惯如喜欢用手指或其他硬物挖鼻孔，或无意中往鼻腔内塞入异物，这会直接损伤鼻腔内表面的黏膜，引起血管损伤而造成流鼻血。

鼻出血怎样尽快止血？

发生鼻出血家长不要紧张，一般情况下出血都比较容易止住。最有效的止血方式就是按压止血：将出血一侧的鼻翼压向鼻中隔，压迫数分钟，一般的鼻出血即可止住。这种方法就如同手划破了压住出血点即可止血一样，是最快最有效的止血方式。或者将干棉球塞入出血鼻腔，其实也是起到压迫止血的作用。还可以在额部、颈部或枕部冷敷，以促进血管收缩，减少出血。

经过以上处理，大多数儿童鼻出血都能止住，若不见效，应立即去附近医院耳鼻喉科就诊。

鼻出血停止后鼻黏膜上会出现一个血痂，这个血痂会让孩子有非常不舒服的感觉，往往诱发孩子用手指挖鼻孔而造成鼻出血再次发生。这时候家长应该提醒孩子尽量不要挖鼻子，并告诉他可能的后果。

普通的鼻出血怎样预防？

● 多饮水可以预防普通的鼻出血。不论是在炎热的夏天还是干燥的秋冬，体内充足的水分是健康的保证。

● 不要让孩子进食辛辣的食物。对于一些热性水果要限制孩子的进食量，比如荔枝、红毛丹、桂圆等。巧克力要少吃或不吃。有的孩子甚至喝可乐等饮料也会发生鼻出血，如有此情况家长应限制孩子对饮料的摄入量。

● 如果孩子鼻腔干燥，近期有过鼻衄，家长可以给他涂些油膏以保护黏膜湿润，把眼药膏或石蜡油涂在大人的手指上，再在孩子的鼻腔内涂抹就可以了。这样可以有效预防鼻出血的发生。

反复鼻出血是什么原因？

如果反复多次发生鼻出血，应带孩子到医院就诊，排查血液系统或其他严重的疾病。

需要家长注意的是，反复的鼻出血可能说明孩子有过敏性鼻炎，最新观念认为鼻衄是除流涕、喷嚏、鼻塞、鼻痒之外的过敏性鼻炎的症状之一。如果孩子反复发生鼻出血，建议耳鼻喉专科就诊，确定有无过敏性鼻炎，并进行系统治疗。

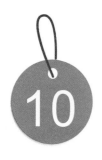

10 孩子"对眼"怎么办?

Tongtong 4 个月了,妈妈喜欢抱着她,逗她笑。昨天妈妈和孩子玩到开心,突然觉得孩子怎么是"对眼"啊?这一发现不要紧,妈妈立刻心慌起来,赶紧带孩子来看诊。我给孩子做了简单的检查,初步判断孩子没有什么大问题,但要确认眼睛是正常的,还是建议看眼科最确切。

眼科医生做了专业的眼科检查,诊断是"内眦赘皮",是一种假性内斜视。

斜视还有真假之分?

● 假性内斜

假性内斜即"内眦赘皮",是指在内眦角内侧方自上而下呈顺向性或自下而上呈反向性蹼状皮肤皱褶,使内眼角圆顿,给人一种眼裂缩小,内眼角看不见白眼珠,黑眼球内聚的感觉。

内眦赘皮是一种与种族有密切关系的面部特征,最常见于中亚、北亚、东亚等地区的蒙古人种中,故又称"蒙古赘皮",是东方人眼睛的特征之一。

这种情况一般随着孩子年龄增长，鼻梁骨骼发育健全而得到改善，是不需要进行任何治疗的。

● 调节性内斜视

由于儿童眼球小，眼轴短，多为远视眼，角膜以及晶体屈光力大，调节力很强，为了看清近处物体双眼向内转的幅度大，容易引起调节性内斜视。

调节性内斜视多在 2 岁到 3 岁左右出现，多数与远视眼引起的调节辐辏过度有关，选配合适的远视眼镜可以达到矫正内斜的目的。还有一部分需要戴镜与手术协同才能够治愈。

● 真性内斜

真性内斜是出生时或出生后 6 个月内发生的斜视，外观上表现为一眼或两眼眼位向鼻侧根部偏斜，使得双眼黑眼球内聚，看不见白眼球，内斜程度较大。

其产生的原因多数由于眼肌发育不完善，在眼球附着位置异常或者神经支配异常等。这种斜视的孩子仅靠佩戴眼镜没办法矫正，看东西只习惯用一只眼睛，没有立体感，不能分辨东西的远近，没有双眼单视的先天性条件，对视功能危害最大。此外，影响孩子的美观，容易给孩子蒙上心理阴影。

这样的孩子在半岁左右就可以进行相关检查，2 岁以内就应该手术。手术可以解决内斜的问题，术后配合屈光矫正与弱视治疗，能够达到良好的视功能矫正效果。

如何区分真假性内斜？

3 个月以上的孩子，就具备了双眼同时协调运动的能力，家长可以自己试着检查：将鼻梁处的皮肤捏起用手电筒照射鼻梁处，观察灯光落在双眼瞳孔的映光点位置即可。如果角膜映光点在瞳孔中央，就为假性内斜，落在眼球角膜的外侧部分就为真性内斜。再交替遮盖单眼，真性内斜的孩子眼球会出现自内侧向正位的交替运动，这种情况需要到医院就诊，必须及早治疗以建立双眼同时看东西的能力和双眼正常视力。

这种检查方法可能对家长来说比较难掌握。如果发现孩子眼睛内斜，还是请眼科医生检查吧。

11 龋齿

口腔科在很多人心中是有余悸的地方，路过口腔科时也经常听到撕心裂肺的哭声，还见过大人孩子披头散发从口腔科冲出来。于是有的妈妈会产生逃避的心理，不给孩子看牙，或者觉得反正乳牙要换，换完牙就好了。

乳牙的龋齿到底需要治疗吗？怎样预防才是正确的呢？

孩子易患龋齿的原因

奶瓶龋：宝宝大约从出生后 6 个月开始，牙齿逐渐长出来了。刚长出的牙，因钙化程度较低，非常容易出现龋坏。前牙（门牙）的龋坏不像人们以为的那样形成牙洞，而是从牙表面开始一点点腐化、变色，就像掉渣一样，进展非常快。这些宝宝往往都是用奶瓶喂养，特别是夜里经常含着奶瓶就睡着了。奶瓶里多为牛奶、糖类和果汁等饮料，在嘴里发酵成酸腐蚀牙齿。这样形成的龋坏被称为奶瓶龋。

而年龄略大些的孩子，因乳牙的形态有利于食物残留、细菌繁殖而导致龋牙发生：儿童进食含纤维性食物较少，不利于牙面清洁；儿童自我口腔保健能力差，口腔卫生不良，使食物、软垢易滞留于牙面上产酸；儿童睡眠时间长，睡眠时唾液分泌减少，有利于细菌的生长、致病，增加患龋机会。

乳牙龋齿不治疗可以吗？

很多妈妈觉得乳牙患龋齿不用治，反正会换掉，或治疗太困难能拖就拖。其实，

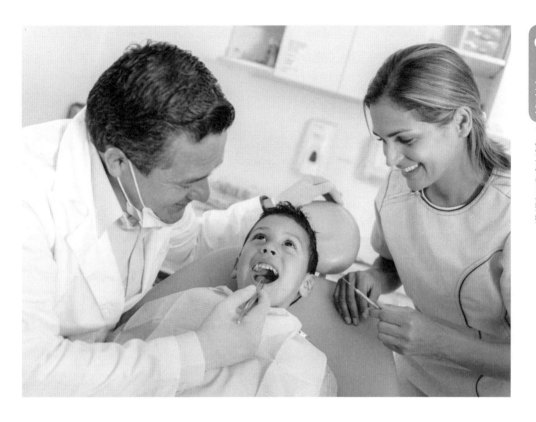

龋病的早期是没有疼痛的，及时修复治疗简单易行，孩子可以接受。往往是拖到后来龋洞深了，伤及神经，牙痛得受不了，治疗起来才会哭得撕心裂肺，完全无法控制。

任由龋齿发展会导致：

● **恒牙釉质发育不良**：如乳牙的龋病造成的根尖炎症，常影响后继恒牙的釉质发育，使萌出的恒牙表面不光滑，有白斑或表面缺损。

● **恒牙排列不齐**：乳牙因龋坏较严重，过早被拔掉，常可引起后继恒牙因萌出位置不足而错位萌出，导致恒牙排列不齐。

● **影响发音**：乳牙排列完整，尤其是前牙完整，有助于儿童的正确发音。乳牙的缺损或早失，会影响发音的正确性。同时因过早无前牙，常遭到其他小朋友们的耻笑，容易给儿童带来心理上的伤害。

● **乳牙龋齿可能影响脸部外观**：有的孩子为了避免患侧疼痛，常用健侧牙齿咀嚼，长期下去会导致孩子的颌骨和咀嚼肌不对称发育，甚至影响脸部外观。所以乳牙龋齿是必须要治疗的。小朋友的龋齿常常在2~3岁就发生，前牙换牙要到6岁，磨牙（大牙）换牙要到11~12岁，中间这么长的时间，小龋洞不治疗可要坏大事。

哪些情况建议全麻治牙?

全麻下无痛治疗是许多发达国家的低龄儿童常常选择的牙齿治疗方法。国内也有越来越多的医院开展了全麻下治疗。哪些孩子需要全麻下治牙呢？

● 需要紧急治疗的低龄儿童。

● 极度焦虑、恐惧不合作的孩子，且短期内这种行为状态不能改善者。

● 患儿患牙较多而且龋洞深。

全麻治牙会影响孩子智力吗?

全麻治牙是通过吸入或静脉麻醉方法，达到无痛治疗的目的，对于孩子来说就像睡了一觉一样，没有任何痛苦。目前采用的吸入或静脉麻醉药大多为短效药，停药后会很快苏醒，在整个麻醉过程中，孩子都会在生命监护仪的监视下，不会发生脑缺氧的情况，不会影响智力、记忆力等问题。

全身麻醉对于一个身体素质健康的孩子来说是很安全的，发生麻醉意外的可能性虽然存在，但微乎其微，家长大可放心。

龋齿的预防

给孩子看牙不是一件轻松的事，在儿科医院经常能听到孩子惨烈的哭声，不用看就知道十有八九是口腔科的孩子。所以预防龋齿发生才是上佳之选。

● **不要含奶瓶睡觉**

● **减少零食、甜食摄入**

吃完零食、甜食后要嘱咐孩子养成漱口的习惯。

● **刷牙**

小于1岁：用消过毒的干净纱布蘸水擦拭宝宝的乳牙及牙龈；

1岁~1岁半：指套牙刷，妈妈帮助宝宝刷牙；

1 岁半至 3 岁：使用儿童小头牙刷，让孩子练习自己刷牙，妈妈辅助；

大于 3 岁：使用儿童牙刷，让宝宝自己刷牙。

● **定期口腔科检查**

当孩子 6 个月左右长出第一颗牙时，就应该带宝宝去看牙科医生，并坚持半年一次牙齿检查，养成终身的习惯。家长和孩子都要把定期口腔检查当做一年中必不可少的惯例，而不是需要物质奖励的大事。加上初期口腔检查并不疼痛，孩子会很容易接受治疗的。

定期检查不仅能知道牙齿是否萌出正常，有没有发生龋齿，还可以发现一些影响宝宝未来颌骨发育的不良习惯。早期发现龋齿并及时治疗，不会有疼痛的感觉，孩子不会有太多的恐惧感。

乳牙龋齿，不能当没看见，也不要觉得等着换恒牙了事。需要有良好的护齿习惯，尽量不发生龋齿，定期齿科检查，发现小龋洞立即修复，出现大龋洞趁不疼时尽早治，不治不仅会疼，还可能影响恒牙的发育。

7

Chapter

第七章 学习防病妙招

　　之前我们都在讲孩子的各种疾病和症状，可实际上我们最希望的是孩子少生病、不生病。虽然不生病是不现实的，但是如果我们学会在日常生活中观察孩子，不带孩子满世界折腾，让孩子多喝水，穿着适当，节日不瞎吃，注意劳逸结合，可能孩子就会少生很多病。当上述这些吃喝穿睡的状态都能很好地长效保持时，孩子的身体也就更健康了。下面就是春夏秋冬四季防病的具体内容，家长可按着季节了解一下。

1 哪个年龄段孩子易生病？

孩子生病一般有一定阶段性，有的年龄段会相对平稳，有的年龄段会相对多病。这其中有机体自身的因素，有孩子活动半径的因素，有外周环境影响的因素。

0~6 个月的婴儿常见病

0~6 个月婴儿由于有来自妈妈的抗体，并且很少外出接触其他人，因此患病相对较少。但这个年龄段宝宝的妈妈最容易紧张，也是向医生问问题最多的群组，所以先把这个年龄段易发生的疾病告诉大家：

● 喂养不当

新生儿及 2~3 个月的婴儿，易发生喂养方面的问题，喂养过度或喂养不足，从而造成超重或体重增长不满意，有时会有吐奶，大便稀，大便次数过多，大便中含有奶瓣等。这些情况一般随着月龄的增加，妈妈经验的积累，孩子生活规律的养成，会逐渐改善。

● 发热

5~6 个月内的孩子比较少发烧，一旦发热意味着有较重的疾病。比较常见的原因是"泌尿系感染"，婴儿的"泌尿系感染"没有成人的尿频、尿急、尿痛，发热可能是唯一的症状。如果婴儿发烧，要及时带孩子就诊，最好能带着孩子的小便来看病，这样就节约了在医院留尿的时间。

● 湿疹

婴儿湿疹俗称奶癣，是婴儿常见的一种过敏性皮肤病，是一种多发的、易反复的皮肤炎症。新生儿期并不多见，但也有发生，多见于2~3个月的婴儿。湿疹的特点就是反反复复，时好时坏。

当然这个年龄段还有很多可能的疾病，但相对少些。6个月内的小宝宝如有不适，最好看医生，以免延误病情。

6个月~1岁半的婴幼儿常见病

很多家长发现孩子6个月以后疾病会明显增多。6个月到1岁半这一年是孩子患病比较多的时间段，一年3~4次生病不少见。

为什么孩子6个月以后就容易生病了呢？这个年龄段的孩子，一方面由于妈妈给的抗体消耗殆尽，另一方面由于月龄增加，接触外人机会明显增多，交叉感染机会明显增多，后一种是更主要的原因。

此阶段常见疾病有：

● 幼儿急疹

这个疾病常是大部分孩子生病的序曲。发热3天，热退疹出，出疹3天，退疹3天。病程6~10天对初次面临孩子患病的新手爸妈来说，挑战不小。

● 毛细支气管炎

毛细支气管炎简称"毛细"，通常是由病毒性感染引起，也可能由细菌感染所致，是小儿常见的一种急性下呼吸道感染，其病变主要发生在肺部的细小支气管，也就是毛细支气管，所以病名为"毛细支气管炎"。

本病多见于1岁以下的小儿，2~3个月的婴儿也可见。发病初期表现为咳嗽流涕，很快出现咳嗽加重，明显喘憋。"喘憋"是这个疾病的主要特点，夜间喘憋更加明显。

临床中发现，家长对这种"喘憋"不太重视，有的会让孩子在家喘一夜，这是很危险的。当家长发现孩子咳嗽呼吸快（不发烧时）或嗓子里发出"咝咝"的声音时，要尽快就诊，这比发热的情况更加严重。

● 上呼吸道感染

以发烧流涕咳嗽为特征的上呼吸道感染是这个年龄段的多发病。

发热常为感冒的首发症状，发热 1~2 天体温开始下降，逐渐出现咳嗽等呼吸道症状，并且在咳嗽的第 2、3 天会咳得较重，随后咳嗽减轻，病情逐渐好转。这是上感常见的疾病过程，着急、反复就医都不能让疾病好得更快。但如病程中精神不好，高热不退同时咳嗽加重，要及时就医。

● 肠炎

1 岁多的小朋友大都可以自己吃饭了，很多妈妈觉得孩子大了，就不再像小宝宝时吃得那么精细，有时还外出就餐，造成这个年龄段"感染性腹泻"高发。

这个年龄段之所以疾病比较高发，最主要是因为家长带孩子出入公共场合多，接触其他人的概率较 6 个月以内时大大增多，所以被感染概率明显增加。要减少患病可能，要从减少"社交"入手。

3~4 岁的幼儿常见病

1 岁半后，大部分孩子生病会逐渐减少（当然也有孩子一直容易生病，但是少数），会有一段比较快乐的时光。在经过 1 年多相对少病阶段后，幼儿园生活的来临使生病又频繁起来。

这个年龄段容易得病主要是因为孩子对幼儿园生活的不适应及幼儿园内的交叉感染。初入幼儿园这一年的冬天对孩子和家长都是个考验。很大一部分孩子在初入幼儿园时都会生点病，不过有的孩子 1~2 次就好了，而有的有 3~4 个月的时间反复生病，甚至有的孩子到半年后，也就是第二年春天才逐渐步入正轨。几乎所有孩子都要经历这个艰难的阶段。

这个阶段都是一些孩子的常见疾病：

● 反复呼吸道感染

进入幼儿园后生活发生了巨变，很多孩子生理、心理不适应，此时的机体成为患病的温床，而另一方面，集体生活使交叉感染非常容易发生。主要表现就是反复呼吸道感染，有些孩子每月都要生一次病。

孩子入园后要与他们多交流，缓解孩子的紧张情绪，鼓励孩子多饮水，不要穿得过多，每天督促孩子大便。如患病尽量在家休息，不要刚有好转就赶忙送去幼儿园。

● 疱疹性咽峡炎、手足口病

这两种疾病常在幼儿园的小、中班流行，有时甚至呈暴发流行。5~7月是疾病的高发期，有些幼儿园会因此关闭。这两种疾病传染性强，但疾病本身并不可怕。大多数孩子病情不重，病程也比较安全，有少数病例呈危重型。

● 过敏性咳嗽、喘息性支气管炎、哮喘

3~4岁是这类疾病的高发年龄段，这与反复的呼吸道感染有关，更主要取决于是否为过敏体质。如果孩子每次咳嗽都迁延不好、夜间晨起咳重、运动后咳嗽明显，应考虑有无过敏性咳嗽，如诊断为过敏性咳嗽、喘支、哮喘，就要在医生的指导下进行规律的治疗，不要自作主张加药和停药，更不要找偏方。正规治疗后绝大部分的孩子都预后良好。

知道哪个年龄段孩子爱生病以及为什么爱生病，就可以想办法加以预防。比如6个月以后爱生病是因为外出多了，接触可能患病的人的机会多了，所以爱生病，那就应该在这方面注意。而3岁多的孩子爱生病最主要的原因是上幼儿园，幼儿园不能不上，但上幼儿园之前和孩子一起做好准备，上幼儿园以后和孩子一起适应新生活新老师新朋友，可能会有效地减少疾病的发生。

家长不妨入园半年前就按照幼儿园的作息时间为孩子安排生活，尽量培养孩子自己吃饭、喝水、大小便的生活能力，这样孩子到幼儿园的适应度会比较好。

2 孩子哪些情况 预示着他要生病了?

观察爱生病年龄段的孩子,如果妈妈足够用心,会发现他们生病前与以往有些不同,这些不同其实是很重要的线索,这些线索连接着疾病。发现它、切断它就可以防病了。

陈大夫的小诊室

　　朋友的孩子 Mibao 这两天很不安生,夜里常醒,白天也不高兴,只喜欢黏着妈妈,妈妈很纳闷,不明白孩子为什么突然变了样,以为是小孩子耍脾气,没有特别在意,为了哄 Mibao 高兴,还带她出去跑跑玩玩。孩子夜里依然闹,早晨一起来发现烧到了 39℃。

　　Jinchen 是 2 岁半的小女生,发低烧 37.5℃。妈妈反映,Jinchen 昨天上午玩了会儿就说累,中午主动要求睡觉,晚上也主动要求上床,这在平时几乎是不可能的,按以往的经验这是要生病的节奏!果然今天就发烧了。

　　其实,宝宝生病前大都有些前驱表现,特别是呼吸道感染。

孩子生病前的一些变化:

- 有的孩子会特别爱哭,没什么事也会哭起来,显得特别娇气矫情。
- 有的孩子平时夜间睡眠挺好,会变得夜间易醒哭闹。

- 有的孩子突然睡得特别早。

- 有的孩子会出现地图舌。

- 有的孩子鼻根处出现一道青记。

- 有的孩子大便变得比平时干燥或便秘。

当然还有其他，这需要细心的妈妈观察，看看孩子有哪些情况之后就生病了，记下来，下次就可以注意了。

当孩子有这些表现时妈妈应该避免下列情况：

- 继续完成安排好的郊游、聚会，让孩子玩得很累。

- 孩子玩起来就忘记喝水。

- 今晚再吃三个鸡翅。

- 孩子昨天、今天都没有大便，但妈妈不知道。

如果妈妈按上述所为，孩子在之后的 1~2 天就会生病，常常会发热咳嗽，呼吸道感染症状逐渐显现。

当孩子有上述表现时建议这样做：

- 适当增加孩子休息时间，这点非常重要。疾病有点苗头就休息，是控制疾病最好的方式。

- 减少鱼肉蛋、油炸等蛋白质脂肪含量高的食品。

- 多饮水。

- 保证每日一次条形软便。

- 让孩子吃点温和清热的中药。

如果能做到这些，疾病可能就跑了。上医治未病。学会治"未病"，对防病还是非常有用的。

3 不要以各种名义折腾孩子

每一个大小长假、逢年过节、寒暑假尾声都是孩子疾病大幅上升的时期。孩子有发烧的，有咳嗽的，有肚子痛的，有又拉又吐的，五花八门。问问小朋友家长，竟有一半都是最近出去玩了，而且有时病还没好，又有新的行程在等待。

现在生活条件好了，做父母的总希望带孩子出去逛逛，开开眼界，这些都可以理解。可是孩子太小，真经不起折腾啊！作为医生，真心希望爸爸妈妈不要以各种名义带孩子折腾。

不要以长见识的名义折腾孩子

曾有一个5个多月的小病人因为不吃奶来就诊，诊断结果是"疱疹性咽峡炎"。5个月孩子患"疱疹性咽峡炎"的不多见，因为这个年龄段的孩子外出少，也就少了感染机会。

跟妈妈了解情况后才知道，曾带孩子外出，去餐厅吃饭，还去了大型购物中心。妈妈带5个月的孩子外出的理由是：孩子比较认生，带孩子多见见生人，多见见世面，让孩子早点适应。

像这种带婴儿外出公共场合的父母屡见不鲜，有的妈妈特别喜欢带着孩子到处转悠，和朋友聚会，带着孩子"显摆"。

但1岁内的孩子免疫能力很弱，比如普通的感冒传染给小婴儿可能就是肺炎，所

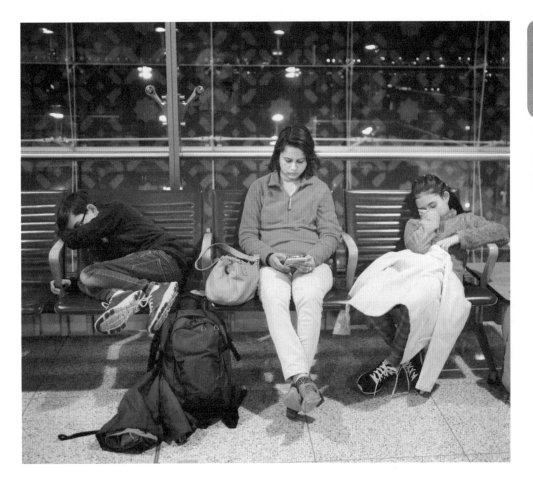

以还是不建议带着他们外出。

　　还有一位妈妈冬天带着两个孩子，一个 1 岁多一个 3 岁多去韩国游玩，去时还挺高兴，但回来的时候从机场直接到了医院，孩子咳喘很重，一检查是肺炎。妈妈说到韩国没玩什么，主要在考察医院。

　　现在家长们带孩子出去玩的热情特别高，去长隆看野生动物，去哈尔滨看冰灯，去东京玩迪斯尼，去加州电影城，有夸张的一年给孩子安排了 6 次旅行！6 次！妈妈带她来看病时刚回来，着急地问今天能不能好，下星期还要走，我愕然了。

　　孩子在 1~3 岁期间最重要的事情不是长见识，是长身体！外出旅行的奔波、食宿的变化、水土的不服，有时候大人都受不了，更何况我们的孩子呢！不是不能带他们出去玩，但一定考虑他们还是小孩子，出游地点、行程要适应孩子的年龄。

不要以锻炼意志的名义折腾孩子

曾有朋友的孩子爸爸夏天带着俩儿子暴走，名曰锻炼，天气炎热气温高，很快孩子就发热呕吐，中暑了。

现在的孩子大多锻炼少，天气稍一变化就病一场，确实应该多加强体育锻炼。但任何锻炼都需要循序渐进。尤其是爸爸们，平时带孩子少，对孩子情况了解不多，有时会很主观。或者责怪妈妈平时太娇惯孩子，要扳一扳，让孩子使劲锻炼，超过孩子身体能承受的范围，结果反而练病了。

孩子总归是孩子，能力毕竟与大人有很大的差距。锻炼需要量力而行，循序渐进。

不要以找小伙伴的名义折腾孩子

有的妈妈觉得孩子平时在小区里没有其他小朋友一起玩，一到周末节假日就开始呼朋唤友，组织聚会、郊游，团体旅行。

聚会时，生病刚好的孩子也来，生病不重的孩子也来，各种蛋糕、巧克力、冷饮都是孩子爱吃的，妈妈也不好太阻拦。回家后孩子就容易发烧、呕吐、拉肚子。

孩子固然需要小伙伴，但并不适合过于频繁地一起聚会。每一次聚会孩子都吃多喝多玩多，也容易病多。聚会可以有，还是要节制。

针对孩子的身体特点的游玩建议：

● 目的地的选择

6月~1岁：小区周边。

1~3岁：城市公园，城市周边公园。

3~6岁：海边，邮轮，主题公园。

7岁以上：有人文景观的国家、城市。

13岁以上：更广阔选择。

● **频度**

建议每年 1~2 次，这样对孩子身体没有太大压力，又可以保持旅行的新鲜感。太频繁的旅行不仅孩子身体吃不消，也会让他们渐渐失去兴趣，失去旅行的幸福感。

● **行程安排**

尽量自由行，行程松散一些，不要过度挑战孩子对新环境的适应能力。

其实家长带孩子出去玩没错，带孩子见世面也没错，但如果告诉您，玩得太多生病的风险会大大增高，您会不会慎重地考虑一下呢？有的妈妈说，我们出去玩过两次没生病都很好啊。当然，生病概率高不意味着百分百生病。我们要给孩子选择合适的地方，制定相对松散的行程，保证适当的频度，这才是对孩子最有利的。

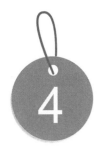

4 春天一定要"春捂"吗？

陈大夫的小诊室

Dongdong 今天流着大鼻涕就来了，一吸一吸地，鼻子下面都擦红了，还有一点儿发烧。妈妈略显羞愧，说昨天天气好带 Dongdong 出去玩穿太少了，玩的时间又比较长，傍晚回家开始流鼻涕，夜里就发烧了。

姥姥一直说"春捂秋冻"。估计下次 Dongdong 妈不敢和姥姥争执了，只能乖乖地让 Dongdong 穿得像个小狗熊。这次不听姥姥的，不就生病了吗？

事实真是这样吗？春天一定要给孩子"捂了又捂"吗？其实 Dongdong 妈错不在给孩子穿得太少，下午天气好，很温暖，穿多了孩子一跑浑身冒汗更容易生病。但初春时傍晚还是比较冷的，Dongdong 妈应该在晚间气温下降时及时给孩子增加衣服。

为什么要"春捂秋冻"？

民间谚语流传，一定有它的道理。冬天过后，春天伊始，大地刚从冰封中缓解，地表温度低，而空气湿度逐渐增高，属于比较湿冷的状态，风吹过会比较凉，很容易深入肌肤，人也就容易着凉生病，所以要注意保暖。而秋天的空气要干燥得多，虽然温度在下降，但地表的温度还比较高，风不凉，也就可以不必那么快穿很多衣服了。

春天的天气乍暖还寒，热一下冷一下，让人很难掌控。注意观察就会发现春天一天温度的差异就可以达到 10~15℃，可是人们往往不太顾忌这些，总想快一点摆脱一冬天棉衣的束缚。在这种时候提醒人们"春捂"还是非常有必要的。

春天孩子怎么穿衣服合适?

对于小朋友来说，多数情况下，家长都会让孩子穿得比实际需要的多，换言之，多数的孩子是处于长期被"捂"的情况下，所以这个"春捂"对孩子往往是不适用的。在春天，怎样给孩子穿衣服才是合适的?

● 冷时多穿热了脱

在早春的季节，孩子衣着要随着天气的变化随时增减，天气冷就多穿一点，气温升高，就少穿一点。不要棉衣从早捂到晚，中午最热时出去穿得少，要想着给孩子带一件外套。

家长可以根据天气预报、实际的气温变化，有计划地给宝贝增加衣服，以宝贝不出汗，手脚不凉为标准。这里所讲的不出汗，不是满头冒汗，家长可以把手放在孩子脖子后面或后背上试试有没有汗，如果脖子后面很黏就是出汗了。

一个粗略的穿衣方法是：比妈妈或奶奶等女性家长少一件，和爸爸等男性家长类似，家长可以试一试。

孩子穿得太多容易出汗，凉风一吹，反而容易生病。

● 穿易穿脱的衣服

会走能跑的孩子在穿着上不仅不能穿很多，还要注意选择穿脱方便、不妨碍孩子运动的衣服。因为孩子活动量非常大，活动后出汗多，如果穿的是难穿脱的衣服，如套头衫、毛衣就

小提示

6 个月以下须躺在婴儿车里的小宝宝，也不需要穿得特别多，可以盖一个小被子，一旦气温升高，孩子出汗，即可拿掉。

会比较麻烦。马甲是一个非常好的选择，穿上后孩子的胳膊和手都可以露出来，利于活动，而且非常宽松，穿脱方便，材质上可以选择棉的、单的或者夹袄。

● **突然降温要减少外出，注意保暖**

外出时间的选择主要根据天气及气温的变化。最好选择阳光充足、少风沙的天气，至少选择气温在相对稳定或逐渐升高的时间段。

如果近期突然发生降温，可减少孩子的外出，等气温回升再出去玩，不要让宝宝强行适应新季节。

春捂秋冻，这是我们都熟悉的老话。怎样是合适的度，是我们要考虑的。孩子最怕捂，活动后更容易出汗，适当保暖，按气温高低调整穿脱才是最适合孩子的。

5 酷暑疯玩，小心意外伤害！

夏天是孩子们最撒欢的季节，可也是意外伤害发生最多的季节。夏天孩子一般穿得少，四肢常常露在外面，非常容易受皮外伤。怎样才能让孩子玩得尽兴，又让意外伤害最少发生呢？

陈大夫 的 小诊室

Xiaofei膝盖血肉模糊就进来了，外科大夫赶快给他做清创治疗，问怎么摔得这么严重。原来，他刚学会了骑自行车，车骑得飞快，结果路上一个石块躲闪不及，硬生生地摔在了地上，勉强站起来以后发现两个膝盖已经被划破了。

跌伤

夏季孩子衣服都穿得比较少，身体暴露部分多，而户外追跑打闹、骑车、滑板是孩子们的最爱。这种剧烈活动时跌倒后的皮肤擦伤是夏季最多见的外伤。

● **如何预防跌伤**

骑车、滑板时要戴护具（护膝、护肘、头盔）。一般跌伤，头、膝盖、肘先着地，最容易受伤。虽然戴这些有点热，但总是好过受伤。发生跌伤的大孩子比较多，告诉他们有哪些危险因素需要注意，让孩子逐渐学会自我保护。

扫一扫，学学跌伤的紧急处理

幼儿要控制在家长臂力所及的范围内。刚开始学走学跑的孩子，大多运动协调能力差，易跌倒，如果穿得少就容易受伤。家长需要跟着孩子，一旦要摔倒，可以一把拉住孩子。

大孩子也应在家长的目力所及之处活动，万一发生跌伤可以紧急处理。

● **万一跌伤怎么办？**

1. 注意有无骨折或脱臼。

孩子跌伤后，首先要注意孩子有无骨折及关节脱臼。如发现孩子跌伤处不能活动、疼痛或触痛明显、局部红肿，应带孩子尽快就医，确定有无骨折或脱臼。

2. 清洁创面止血。

如跌伤后皮肤表面擦伤出血，要清创止血。尽快用干净的纱布局部按压止血，待止血后就医或在家中将受伤局部清创消毒，受伤局部可用生理盐水清洗，将黏在伤口周围的血污清洗干净，用络合碘消毒伤口，涂消炎药膏，外敷纱布。

3. 先冷敷后热敷。

红肿处可在损伤后24小时内冷敷，以减少渗出，减轻肿痛，24小时后可局部热敷，以促进局部血液循环，加快红肿的吸收和消退。

晒伤

烈日当头，孩子穿着暴露，皮肤娇嫩，活动时间长易晒伤。还有很多家长带孩子到海边或人工海滩游泳，更容易发生晒伤。

在游泳、嬉水的过程中，人体不但受到阳光的直接照射，还要接受水面反射的紫外线，晒伤的概率增高了。同时，因为水边比较凉爽，易忽略暴晒的不适，使日照时间变长，等孩子玩够了从水里拎出来，才发现皮肤红红的，感觉非常疼，已经晒伤，有的甚至会出水泡。

● **如何预防晒伤**？

1. 涂抹防晒霜。

去游泳前，父母最好能给孩子涂上防水的防晒产品。这点非常重要！

2. 控制时间。

游泳时间一定不要太长，最好选择太阳不太晒的时段游泳。

3. 户外活动最好选择阴凉有遮挡的区域。

● **万一晒伤怎么办**？

1. 冷水冲洗。

立即用冷水冲洗晒伤处，这样可以降低热源对伤处的持续损害，使伤处迅速散热。同时使皮肤血管收缩，减少渗出与水肿，缓解疼痛，减少水泡形成，防止创面形成疤痕。

2. 刺破水泡。

如有水泡可用消毒针头刺破，不要将水泡剥离。

知识链接： 儿童防晒霜的选择

儿童最好的防晒方法是避免宝宝直接暴露在太阳的强光之下。游泳或户外活动时接受比较多的太阳照射，需涂抹防晒霜。最好选择儿童专用防晒霜，因有些成人防晒霜中的成分不适于孩子使用。

防晒霜防晒指数的选择要看户外光照的强度和时间。比如海边游泳最好选择SPF20~25的防晒霜，而且要挑选有防水性能的。

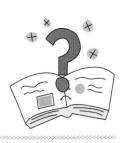

6 用心寻找过敏原，预防咳嗽发生

入秋，咳嗽的孩子逐渐增多了。其中有呼吸道感染的，还有一部分是过敏原刺激引起的咳嗽。除了感染可诱发过敏性咳嗽外，还有什么因素可能导致过敏性咳嗽呢？在生活中应该怎样捕捉和回避这些可能的过敏因素呢？

过敏性咳嗽、过敏性鼻炎、哮喘患儿在积极治疗的同时，需要通过过敏原检测发现过敏原是什么，过敏原可以通过取血化验、皮肤点刺等方式检测。而且知道过敏原是什么还不够，找到生活环境中过敏原在哪里，回避过敏原才是治疗最好的方法。

有位小朋友的过敏原化验结果出来了，提示严重的霉菌过敏。孩子妈妈问医生，霉菌在哪里？霉菌看似无从捕捉，其实就在生活周围：比如浴室的边边角角，比如被孩子汗湿的枕头，比如滚筒洗衣机的垫圈，比如外出旅游海边潮湿的地方（一般咳喘的孩子一去海边就好，霉菌过敏的孩子到海边后症状却加重），家中的地下室等。

不仅霉菌，生活中还有很多引起过敏的原因，找到它，如果引起孩子过敏尽量回避。

该去哪里找过敏原呢？

● 草坪

秋季草结籽，类似春季花粉。孩子在草丛中追跑，吸入草籽等细小颗粒，易诱发咳喘。门诊经常遇到孩子在草坪上玩一下午，回家就咳不停的情况。气道敏感的孩子在秋季草黄时最好在水泥地面玩耍。

● 寒冷空气

大风、降温时易刺激呼吸道造成咳嗽。这种情况如带孩子外出，最好戴口罩，避免寒冷空气直接强硬的刺激。普通的棉布口罩即可起到这个作用，出门后不用一直佩戴，5~10 分钟后可摘掉。同时，尽量早晚用冷水洗脸，让孩子对"冷"有一个适应和耐受。

● 地下室

别墅里的地下室使用率及清洁率都不高，易有灰尘及霉菌聚集，孩子最好少去。如果作为孩子的活动室，要勤清洁通风，不使用地毯，注意房间边角有无发霉处。

● 书柜

书柜里的书有些常年没有翻动，积累大量灰尘，孩子找旧书或整理书柜时容易导致咳喘。

● 新家具

一位小朋友的妈妈特意为孩子定做了贵重木材的原木家具，没有涂漆，结果放入家中 2 天后孩子就开始咳嗽。任何新家具的气味都可能造成孩子过敏。

● 纱帘

家中都有这种纱帘，纱帘常在敞开的窗户旁边，又不会经常清洗，因此灰尘非常多，有时孩子会在纱帘后躲猫猫，扬起的尘土同样会诱发咳喘。

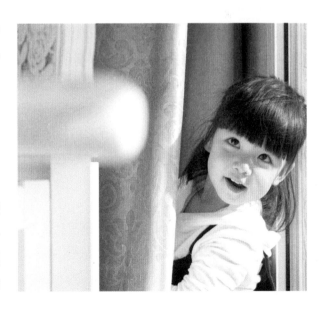

● 洗衣机

滚筒洗衣机使用时间比较长后，易滋生霉菌。而小孩子常好奇洗衣机内部结构，易到洗衣机周围玩耍，甚至将头伸到洗衣机里面，这种情形也易诱发咳喘。滚筒洗衣机清洗孩子衣物时要晾晒或烘干，不要阴干。

● 绿植花卉

家中访客带来花卉，或种的花卉最近开花了，易诱发孩子咳喘。特别是花蕊很大的百合以及香气浓郁的花朵。如果是过敏体质的孩子最好别去花卉市场。门诊曾接待过一个孩子，以前有过咳喘，但很久不发病了，今天突然喘起来，没有发热，检查时咽喉也不红，感染征象不明显。正疑惑之际，妈妈突然想起昨天带孩子去了花卉市场，这才找到了根源。

● 香薰、精油

时尚的妈妈爱香薰和精油，但有的香味或植物是会引起孩子过敏的。

● 宠物

孩子都喜欢小动物，但猫毛狗毛是常见的过敏原。如果朋友家有宠物，有咳喘史的孩子去做客玩耍要特别注意。带孩子喂流浪猫、流浪狗时也要注意。

● 新玩具

爸爸妈妈、叔叔阿姨给孩子买的新玩具，尤其是毛绒玩具或有味道的玩具，往往是诱发咳嗽的元凶。

孩子如果咳喘，要将上述因素逐一排查，如能找到导致孩子过敏的因素并回避，可以起到事半功倍的作用。如果孩子之前雾化吸入效果良好，但这次咳喘发作时缓解很慢，也要考虑周围有无过敏原刺激持续存在。

7 秋冬怎样让孩子少生病？

秋天天气越来越冷，儿科的病人也越来越多。秋冬是儿科医生最忙碌紧张的季节，好比原本就很拥挤的地铁，还要再上去一车人。

候诊的患儿中80%都是呼吸道感染：鼻炎、喉炎、扁桃体炎、气管炎、肺炎、哮喘。

一到秋冬季节，孩子就特别容易发生呼吸道感染。这是由于随着天气的转凉，气温的下降，人体的呼吸道自身抗病能力会随着干冷空气的刺激而减低，机体对疾病易感。另一方面，随着患者的增多，过敏原也越来越多。

怎样做才能让孩子秋冬时节少生病呢？

让孩子少生病，要把多穿的衣服脱下来

很多家长特别是姥姥、奶奶这样的女性家长带孩子，常常把孩子穿成球一样，生怕孩子冻着。其实，女性普遍怕冷，老人更是，天气一变冷，就喜欢按自己的感觉给孩子添衣服。而小孩子处于代谢旺盛阶段，又总是跑来跑去，因此往往怕热不怕冷，大多数孩子的穿着接近于成年男性就基本可以了。这话书里讲了很多遍，可还是有家长把孩子捂出"白毛汗"，还得再强调一次。

让孩子少生病，要把关上的窗户打开

天气一冷，风一刮，家里有孩子的就把门窗都紧闭了，生怕风吹着孩子。而且室外温度低，开了窗户怕把室内温度也降下来。

秋冬季虽然气温逐渐下降，但开窗通风是非常有必要的。流通的空气可以有效地减少呼吸道感染的发生。秋冬季呼吸道感染高发，患病的人数会较其他季节的人数增多，家中成员非常可能成为被感染者，大人的一个喷嚏或咳嗽都会喷出大量的病毒和细菌，

这些对孩子就是威胁。而开窗通风可以产生空气流动，流动的空气可以很快地将密集的病毒或细菌稀释掉，这样可以减少孩子的感染概率。

让孩子少生病，要把他从室内领出去

随着气温的下降，很多家长也不再带孩子到户外玩了，孩子开始出入于室内儿童游乐场、早教中心、小区室内会所、商场等。这些场所人群密集、空气流通不佳，生病的孩子和大人经常混杂在里面，非常容易导致呼吸道感染。而室外活动人群密度相对小，又有良好的空气流通，减少了交叉感染的机会。

让孩子少生病，就不要带孩子频繁地复诊

秋冬孩子病多，很多家长担心孩子的病情，一次生病多次就诊。"病来如山倒，病去如抽丝"的道理谁都知道，但临到自己孩子生病，如果第二天不见好转就必须再看一次病的也比比皆是。

孩子生病，一般2~3天的发热，3~5天的咳嗽，之后咳嗽逐渐减轻，病情恢复。这是很普遍的一个呼吸道感染的过程。如果因为上午看完了下午还发烧就匆忙再次就诊，不仅对疾病恢复没有任何益处，还让孩子舟车劳顿、得不到足够的休息。而且医院患者密集，反复地就诊大大增加了交叉感染的概率。可别去看病时是肺炎，回来又添了秋季腹泻。

要想孩子在秋冬呼吸道感染高发的季节少生病，就要让孩子逐渐适应和耐受寒冷的气候，而不是能多穿一件就不少穿一件地捂着孩子，猫在人口稠密的室内玩，门窗紧闭让孩子躲在温室里。每天坚持室外活动，能逐渐增加孩子对寒冷的耐受。如果孩子生病了，不要今天看了医生明天又看，疾病的恢复需要过程，反复就诊会大大增加交叉感染的概率，使生病次数增多。

8 天气寒冷，真的会冻病吗？

　　深冬时，百物凋零。人们穿着厚重的衣服，寒风一吹还是瑟瑟发抖。奶奶一如既往地叮嘱孙子："多穿点，不然会冻病的。"

　　孩子真的会被冻病吗？从医学专业角度讲，不存在"冻病"这种说法，发烧咳嗽这些呼吸道感染都是由病原体感染所致，这些病原体才是导致生病的最根本因素。可是理论上这样讲，但事实是天气一冷，孩子就是容易生病。这又是为什么呢？

真的会被冻病吗？

　　过度寒冷确实会降低鼻部对冷空气的加温加湿能力。冬天，鼻腔会对干冷的空气加温加湿，不让干冷空气直接进入气管。如果天气突然降温或过度寒冷，会导致鼻腔黏膜毛细血管收缩，对冷空气的加温加湿能力下降。干冷的空气直接进入气管，刺激呼吸道上皮的黏液分泌，呼吸道黏液变多又影响了气管壁纤毛系统的功能，导致病原体不容易被清除。

　　人体的呼吸道与外界相通，本身不是无菌环境，很多病原体在呼吸道内存留，但机体免疫状态良好时有抵御能力。当呼吸道由于寒冷免疫力降低时，这些病原即成为致病因素，导致机体患病。

　　也就是说，当内因（病原体存在）具备，外因（寒冷）一旦出现，即导致结果（患病）："冻病"的说法是有一定道理的。

冬季出行有哪些注意事项？

冬天会"冻病"，孩子就只能待在家里？或者只能带孩子去人口稠密的购物中心玩？答案显然是否定的。那家长们应该怎么做呢？

● **每天早晚用冷水洗脸。**

这件事很容易做到。目的是让孩子对寒冷有一个适应和耐受。

● **出门戴口罩，尤其是降温的风天。**

出门戴口罩，可以减少寒冷空气对呼吸道的直接刺激，口罩缝隙的少量冷空气进入气道，让机体有一个适应的过程。

● **季节变更气温下降时，保证每日户外活动。**

我们小时候自己上下学，天天在外面玩，生病并不多，就是主动适应了逐渐下降的气温。而现在的孩子出门就坐汽车，进门就吹空调，几乎是待在一个恒温的环境中，所以一遇到寒冷空气就容易生病。

● **适当增减衣服。**

不能因为会"冻病"就拼命给孩子穿衣服。冬天越来越冷时，衣服要逐渐加，但不要超过大人。否则穿得太厚，活动出汗冷风一吹，反而更容易生病。

● **躲避气温骤降天气或极寒天气。**

大风降温天气就不要带孩子外出了，待气温回升再出去玩。

突遇寒冷被"冻病"，不仅大家这么说，在科学上也是有一定道理的。所以冬天气温骤降，不要自我考验，更不要考验孩子，可以在降温的那一两天先回避一下，不要非赶着那天出去玩或出去吃饭，之后一般有气温回升，待气温回升再继续户外活动。

9 快乐过年，只要节日不要病

寒冬腊月一过，就要过年了。因为有了孩子，过年有了不一样的味道。更多琐碎、更多幸福，也更多责任。

临近过年，医生最想叮嘱妈妈的就是，尽量少带孩子出席节日的应酬，尽量少吃，尽量少疯玩。对于孩子来说，红包要多拿，疾病要少生。

节日病一：消化不良

易患因素：

● 饮食不规律：节日里晨昏颠倒，生活规律被严重破坏，孩子的一日三餐也变得异常紊乱。

● 暴饮暴食：节日里有各种美味佳肴和饮料，孩子一次吃个够。此时大家都是忙着应酬，对孩子的照顾控制容易疏忽。

● 大量进食零食：过年家家户户都备有大量触手可及的零食，大人也会在节日里放松对孩子零食的限制，宝宝会因为吃多了零食影响正餐的摄入，扰乱肠胃功能，导致消化不良的问题。

● 频繁外出就餐：外出就餐的食物多油、多肉，极易增加消化负担。

● 异地进食，水土不服。

消化不良的表现：

消化不良的宝宝会出现肠胃不适，排便次数增多，大便非常臭，量大，略稀，但一般不会呈现水样便。大便中常常夹杂没有消化的食物残渣。

如何照顾患儿？

● 尽量回避上述潜在风险因素。

● 发生腹泻后要控制饮食，适当补充益生菌。

● 消化不良症状缓解后不要立刻给宝宝进补。

宝宝腹泻，往往导致体重不增或下降，父母难免心疼着急。爷爷奶奶更是看不得孙子孙女好容易回一次家还瘦了。因此，等宝宝症状稍有缓解，大家都会迫不及待地开始给宝宝补充营养。事实上，宝宝娇嫩的胃肠道需要一段较长的时间恢复。因此，在症状刚刚开始好转的一段时间里，宝宝最好还是选择清淡易消化的饮食，循序渐进地向正常饮食过渡。

何时需要看医生？

消化不良一般不需要看医生。如果腹泻严重，可取少量宝宝的大便做个化验，判断是否有病菌感染。如果大便化验正常，确诊是消化不良型腹泻，可以不必服药，在家调整饮食即可。

节日病二：感冒发烧

易患因素：

● 舟车劳顿：带孩子长途旅行、探亲，路途中的不良环境及劳累易造成孩子患病。

● 作息紊乱：亲友聚会、过年守岁严重扰乱了宝宝的正常作息，睡眠不足导致自身免疫力下降，打乱日常生活节奏。

● 大量应酬：走亲访友增加了交叉感染的机会。

● 喝水不够：造成大便干燥或便秘。

感冒的表现：

● 发烧：宝宝感冒最初的表现往往是发烧，随后出现呼吸道症状。

● 咳嗽流涕：往往发热 1~2 天后逐渐出现咳嗽、流涕等局部症状。

如何照顾患儿?

● 宝宝发烧时,如果体温超过 38.5℃,需要按医嘱服用小儿口服退烧药。除了服用退烧药,还可以用泡温水澡等物理方法辅助宝宝退烧。

● 如果干咳严重影响白天活动或夜间睡眠,可服用镇咳剂。咳嗽几天后痰量增多,应用化痰药物,鼓励孩子咳嗽将痰咳出。家长也可以给孩子拍背,帮助咳痰。

● 鼓励孩子多喝水,多吃水果蔬菜,尽量每天一次软便。

何时需要看医生?

● 6 个月以下患儿发热即需要就诊。

● 6 个月以上患儿发热超过 3 天。

● 发热咳嗽逐渐加重。

● 有喘憋症状。

● 宝宝退烧后依旧持续哭闹或精神萎靡,往往说明宝宝病得比较严重,应尽快带宝宝到医院就诊。

节日病三: 意外伤害

节日里,大人特别忙碌,疏于对孩子的照料。再加上家中也比平日人多混杂,安全隐患也有所增加。如果出现意外伤害怎样应急处理呢?

烫伤

● 迅速用流动水给宝宝冲洗伤口,持续 10 分钟以上。这样可以有效减少热源对皮肤的持续损害。到药店购买烫伤药膏,涂在患处。不要给孩子患处涂牙膏、酱油、橄榄油、色拉油、清凉油等偏方。

扫一扫,了解烫伤的
正确处理方法

● 小心脱去衣服,必要时用剪刀剪开衣服,暂时保留粘住伤口的部分,尽量避免将伤口处的水泡弄破。脱掉衣服后,将伤口浸入冷水中,继续浸泡 10 分钟。

● 如烫伤面积大,或皮肤有破损,用无菌纱布覆盖伤口,带宝宝到医院就诊。

异物卡喉

● 避免发生是关键。尽量不要让孩子吃坚果类、果冻类食品。如果吃，要在安静状态下进食，不要边吃边玩，或边吃边跑。吃完后要让孩子张嘴，检查下是否都吞下去了。

● 发生异物卡喉，如果宝宝小于 2 岁，妈妈可让宝宝趴在自己的大腿上，保持宝宝头稍低于躯干，妈妈用手掌拍击宝宝背部，争取将异物拍出。

● 如果宝宝大于 2 岁，妈妈可从背后抱住宝宝，一手握拳，顶住宝宝上腹部（心窝处），另一手手掌压在拳头上，双臂用力做向上、向内的紧压，有节奏地一紧一松，直到将异物排出。

上述方法说来容易，但当意外发生，家长可操作性很低，因为大多数人已惊慌失措，所以最好还是避免这种情况发生。

动物咬伤

节日里宠物们也比较兴奋，孩子又喜欢逗小动物玩，就可能发生被咬伤的情况。

● 清洁伤口：宝宝被狗狗或其他宠物咬伤，要用 20% 的肥皂水冲洗伤口或直接用肥皂清洗伤口。

● 接种狂犬疫苗：所有被狗咬伤的患儿都要接种狂犬疫苗。不仅如此，被猫、松鼠、荷兰猪等哺乳动物咬伤都是可能感染狂犬病毒的，最好及时带宝宝到医院由医生判断是否需要注射狂犬疫苗。

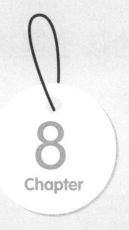

8
Chapter

第八章　易踩育儿误区

养育孩子的过程中，不仅是普通妈妈，儿科医生也会走弯路。给孩子添加辅食的时候由于操之过急，我的孩子吐了一天一夜。弯路很多，不能一一描述，这里只讲一讲临床最多见的育儿误区。

1 母乳的孩子坚决不能喂水？

坦率地讲，写下这个标题我内心有些忐忑。婴儿到底需不需要喝水，这历来是一个比较有争议的问题，不仅是妈妈们争论，专业领域里的意见也不尽相同。

国际母乳协会提出：六个月以内纯母乳喂养的孩子完全不需要喝水，认为充足的母乳可以带给孩子充足的水分。而儿科医生总是让孩子喝水。

当然，对于纯母乳喂养的宝宝，如果妈妈奶水足够，宝宝吃得好；体重增长在正常范围内；每天小便亦适量（每日约排尿6~8次），小便颜色清淡不黄浓；每天1~2次黄

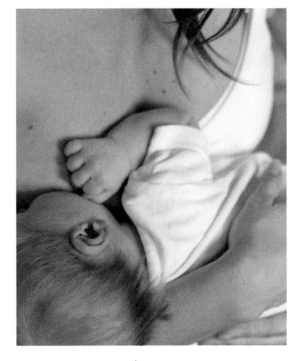

色软便，即表示宝宝身体的水分已足够了。母乳喂养既满足了孩子营养的需要，也满足了孩子水分的需要，是非常理想的状态。

但任何事情都不是绝对的。每个孩子都不相同，个性化的照顾才是家长应该追求的。

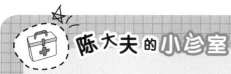

陈大夫的小诊室

我曾在门诊看到一个 1 个多月的宝宝，因为孩子哭闹睡眠不安就诊，了解了下情况：孩子所处房间的温度一直比较高，家人都感觉热，但月嫂说室温要保持在 24℃，为了保持这个温度，在立夏前一天才停了家用暖气。怕孩子着凉，一直给他穿得不少。孩子是纯母乳喂养，没喝过水，但奶吃得很勤，大便 1 天一次或 2 天一次，很黏稠成坨，每天尿也不多，还比较黄。孩子总感觉不舒服，爱哭闹，夜间总是醒。体重增长不错，第一个月长了 4 斤多。

我告诉妈妈：首先房间太热，孩子多汗不舒服造成哭闹睡眠不好。其次孩子缺水，大便黏稠尿少是缺水的表现，孩子吃奶次数太多也是体内水分不够的表现，如果吃奶量适宜，孩子体重不会一个月长 4 斤多，每次口渴都喝奶，虽补充了水分，但奶量的摄入超过了所需量，所幸孩子胃肠功能好，如胃肠功能一般或欠佳，孩子这样吃会造成大便次数增多，大便里出现较多奶瓣，即呈现消化不良的状态。

下列情况时，母乳的孩子要考虑喝点水

● 吃奶量明显增加，大便中奶瓣多，或体重增长过快

天气变热，当你发现孩子吃奶比之前频繁（1 个或 1 个半小时就吃一次奶），同时大便中奶瓣多，这可能是孩子每次口渴需要喝水时都在喝奶，奶中的水分满足了孩子对水分的需要，但增加了肠道负担，大便中出现奶瓣。同时因为摄入奶过多，孩子体重增长往往超标。

● 吃奶量多伴有腹泻

孩子摄入奶过多，有的表现大便中奶瓣多，有的胃肠功能不那么强劲的可能就会出现腹泻。

● 尿量减少

孩子尿量减少往往是水分摄入不够的一个比较明显的表现。如果发现尿少尿黄，应该考虑增加水分摄入。

● **患儿易哭闹，吃奶时想吃又不好好吃**

孩子需要水分时给喂奶，孩子不喝口渴，喝了肚子不舒服。肚子不舒服的时候就表现哭闹，睡眠不好。

给母乳的孩子喂水会影响吃奶量吗？

有的妈妈担心，喂水会影响孩子的奶量。其实这种顾虑是没有必要的。我们不要在孩子吃奶前或刚吃完奶给孩子喝水，吃奶前喝水会影响孩子的奶量，而刚吃完奶喝水会影响孩子的消化吸收，也容易造成孩子呕吐。可以在两次奶之间给孩子喂水，即距离两次喂奶的时间都大约是 1.5~2 小时，这么长时间的间隔是不会对吃奶量有影响的。

喝水会增加肾脏负担吗？

听到有的家长说给小宝宝喝水会增加肾脏负担，不知这种言论从何而起。满月的孩子每次的奶量大约 80~90 毫升，每天吃 6~8 次，大约是 500~700 毫升的奶，母乳中 80% 的成分是水分，大家可以算一下水分的量。而通过喝水增加的水量与奶中的水分相比其实是很小的量。更何况增加水分摄入后孩子过多摄入的奶量会减少，所以整个水分的摄入量是基本不增加的。

应该给孩子喂多少水？

这是不能一概而论的。因为每个孩子生活的环境、活动量的大小、穿衣的多少差别很大，所以对水量的要求也是不尽相同的。

首先可以遵照孩子的需求，能喝多少喝多少。如果孩子对水不是非常喜欢，可以通过对孩子大小便的判断来衡量：每天小便颜色清淡，6 至 8 次，每天至少 1 次黄色成形软便（不能是小干球），如果尿便是这样的，水分的摄入就基本恰当。

孩子不爱喝水怎么办？

有的孩子味觉非常敏感，给喝白水是拒绝的。可以尝试水里滴几滴妈妈的奶，同时喝水的奶嘴开口要大一些，本来就不好喝，还喝不进去，谁干啊。

喂水这个问题，争论由来已久，可能以后还会持续。作为妈妈，要看重自己宝宝的个体性，不要绝对。任何事情一绝对就容易偏颇，所有孩子也不可能百分之百遵循一个原则。

2 孩子不会翻身就不会从床上掉下来？

孩子 4~5 个月时，吃喝拉撒的问题基本告一段落，进入相对稳定期了。但新的问题又来了。

陈大夫的小诊室

Xiaoyun 5 个月大，3 天前从床上摔了下来，妈妈说一转身拿水瓶的功夫，再回头，她就在地上玩命地哭了。妈妈吓得赶紧抱起孩子，检查了一下，头上没起包，也没哪儿磕破。孩子哭闹逐渐平静，也没有其他不适，吃奶很好，吐了一次，量不多，以为就没事了，结果第二天第三天，孩子还是会吐，虽然次数不多，但总令人不安。

因为孩子坠床后呕吐次数多，且持续时间长，我担心有没有颅脑损伤，给孩子做了头颅核磁，所幸结果正常，有惊无险！

现在的孩子都是家中的心肝宝贝，一家人围着一个孩子，但就算这样，坠床的事情也时有发生。

有些带小宝贝来看病的家长，将孩子放置在床上时对孩子"坠床"普遍没有防范意识，很少有坐或站在孩子旁边的，多数需要提醒才会做到。可以想象，在家也会是这样。

怎样防范坠床风险？

● 有风险意识

预防坠床不是技术层面的问题，仅仅需要家长的"意识"：

对于小月龄的孩子来讲，即使他不会爬，不会翻身，他依然可能会发生坠床。虽然孩子在新生儿期或 2~3 个月的时候不会翻身，但孩子的第一次翻身你并不能确切地知道是在哪一天的哪一个时刻，可能一转身的时间孩子就坠床了。或者即使孩子不会翻身不会爬，哭闹时使劲蹬踏也可能造成坠床。

经常听到坠床孩子的妈妈这样描述：我就去拿了尿布，我就把尿布扔到垃圾桶，我给孩子冲了一瓶奶，我就去关一下门，就不到一分钟的时间，孩子就掉下来了。

● 不要怕麻烦

请家长们千万别怕麻烦，不要把宝宝独自放在没有护栏的床上去做家务，切记！如果家务一定要做，请把宝宝放在有护栏的小床上。这种看护习惯应从孩子出生后就养成，即让孩子在任何情况下都处于被保护状态：要么让孩子在有护栏的小床内睡觉或活动，要么在大人触手可及的范围内。

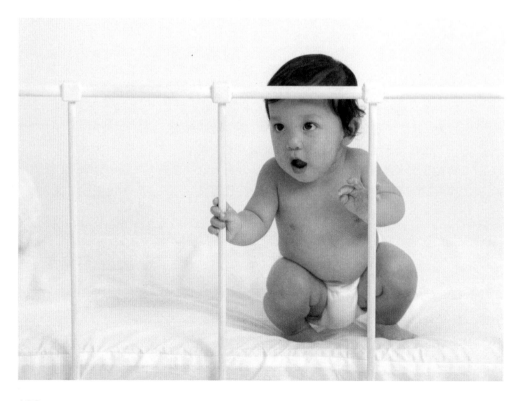

● 避免危险地带

对于大一些的比如 3~4 岁的孩子，由于活动范围增大，活动能力增强，家长疏于照顾，也有一些坠伤事件发生。常见的受伤地点是沙发。淘气的小朋友会爬到沙发靠背上，沙发靠背大多较软，没有承重力，也踩不实，在上面玩非常容易发生坠伤，其距地面相对较高，风险还是很大的。

发生坠床怎么办?

尽管家长尽力防范，但坠床、坠伤的发生还是不能完全避免。如果碰到这种情况应该怎么处理呢?

● 处理伤口

如发生出血，首先要按压止血，可使用消毒纱布，如没有，可用干净的手绢等。如发生皮下血肿(跌伤处起包)，24 小时内使用冷敷，24 小时后进行热敷。简单处理后，可到医院外科确定是否需要进一步的伤口消毒及缝合处理。

● 必要时做 CT 或核磁检查

如未发现局部损伤，婴儿要注意观察患儿精神状态，如有无反复的哭闹或嗜睡、萎靡不振;有无呕吐;眼神是否灵活;囟门是否膨隆;如有上述表现，应尽快就诊，请医生诊查，医生检查后如情况不能确定，还需要做头颅 B 超或 CT 核磁检查，以明确是否有颅内损伤。大孩子如果说头痛，伴有呕吐，也应尽快就诊检查。

希望家长能增强防范坠床的意识，在心里绷上这根弦。这是儿科医生、护士心里不会松的弦，也应该是妈妈心里不能松的弦。

3 孩子会走路却总要抱，抱抱也无妨？

几乎所有的爸爸妈妈在孩子刚学走路的时候都表过决心：以后不抱他。但真正坚持下来的可不多。或者有的妈妈能坚持，但家里总有心软的人，小朋友冰雪聪明，极会找薄弱环节，很快就把防线瓦解了。

陈大夫的小诊室

Lele 是个有些瘦小的小姑娘，瘦小的孩子不少，可 3 岁走路还不灵巧的就不多了。这都拜最疼爱她的爸爸所赐：只要孩子说抱立即伸手，有时孩子想自己走，也会问：要不要抱啊？生怕把大小姐累到。结果就是孩子会走并不晚，但之后的跑、跳、单脚跳、上台阶等大运动都不灵，光是走路到 3 岁了还显得很笨拙。

孩子一般在一岁一两个月时开始学走，开始时全情投入，积极主动地下地操练，家长想抱还不乐意，总是固执地甩开大人的手趔趄着自己走，两三个月以后，走路对他不再有难度，对走路这件事的好奇心逐渐消退，取而代之的是耍赖要抱。小宝贝撒个娇：妈妈，抱！然后就抱着大腿不走了。做妈妈的心疼孩子，以前说过的"会走了就不抱"的话也就不作数了。

抱着会走的娃错了吗?

孩子会走后坚持让孩子自己走,不仅是不娇惯孩子,也不仅是为了让大人轻松些,关键是对孩子有好处。

孩子会站会走是大运动发育重要的里程碑。会走以后,鼓励孩子自己走的越多,增加孩子的大运动训练,他的进步就越快。拿我自己举例吧,我的宝宝有点微胖,爬行运动到 10 个月才起步,1 岁 2 个月开始学走,1 岁 4 个月会走后再没抱过,全靠娃自己。于是之后的跑、跳、单脚站、单腿跳都超前了,而且吃得好、睡得好、生长发育好。

而 LELE 爸爸就是一个反面教材:孩子会走后一直抱着,之后的大运动进步慢,落后于同龄儿。孩子运动不足,胃肠功能也会受到影响,因此食欲差,吃饭不香,营养摄入不足,造成孩子身高体重也落后于正常孩子。

孩子自己不愿意走怎么办?

有的家长说:"我想让他自己走,他不干啊。"其实有很多方法可以让孩子爱走:

比如和他赛跑,看谁走得快;扔一个沙包,看谁能捡到;等会正着走了,还可以倒走;还可以脚跟对脚尖走;可以走马路牙子争取不掉下来。走马路牙子是很多孩子喜欢的,可有些家长不许,然后花很多钱到早教中心走平衡木,其实,并没有什么区别呀,这样等于在走路中就做了训练。

还有哪些事情家长做过了界?

● **食物过细,阻碍了孩子吞咽咀嚼能力的训练。**

有些家长担心孩子太小,还不具备良好的吞咽能力,不愿尝试;或者有一次吞咽有困难,就惊慌失措地怕孩子卡到,马上把食物恢复到泥状;或者孩子表现不想吃或往外吐就不愿为难孩子,立即放弃。

小提示

等孩子大一点还可以告诉他,妈妈也很累,实在抱不动他了,希望他心疼妈妈,能自己坚持下。这不仅锻炼了孩子的体力,也让他从小学会照顾体谅他人。

201

这样的心疼，让孩子的吞咽和咀嚼得不到很好的训练，其结果是孩子可能长到三四岁，吃饭时嘴里总有一口咽不下去的饭，到幼儿园总是最后一个吃完，甚至到成年都是一位吃饭缓慢的人。

● **家里消毒过度，阻碍了孩子对外界环境的适应能力。**

有的孩子从生下来，家长就把奶瓶、水瓶、小碗、衣物、用具一应消毒，外出不让孩子接触任何物品，不吃外面的东西，试图让孩子在一个无菌的环境中生存。我见过一个比较夸张的例子：孩子 6 岁时每次外出还带一个小便盆，因为觉得外面的马桶太脏。

这样的环境固然是十分安全的，但是，孩子能在这个环境生活多长时间？离开了这个温室环境怎么办？

我工作中接触到的来北京的日本孩子，在日本身体都很好，到中国以后就开始患有肠炎，感冒发烧更是时有发生。而同样是到中国，欧美人就非常耐受，生病的就少。这其中当然有体质的区别，但比较而言，两个人群所处的环境和卫生习惯是很不同的。日本特别干净，人们也总是洗手消毒，这样在日本区域内卫生条件好，患病减少，但到其他区域就表现适应能力不足，患病大大增加。而在欧美国家，大家在餐厅吃饭前大都不洗手，坐下来就吃，还直接用手吃面包。这习惯看似不卫生，但让这个群体的环境耐受性大大增加。

太过积极地消毒，机体失去小剂量接触过敏原的机会，而这些小剂量过敏原的刺激本可以让机体获得一些免疫而不至于致病。过度地心疼和保护，让孩子免疫能力得不到很好的训练，降低了环境适应能力。

● **带孩子出去玩替他"出头"，阻碍孩子适应社会的能力。**

带孩子出去玩，怕他受欺负，护在他周围；怕他抢不到玩具，替他抢玩具；怕他站在滑梯旁边一直排不上队，替他和小朋友商量可不可以让他先滑；和别的小朋友吵架，替他与别的孩子理论。

这些举动，只会让孩子在下一次仍然不知道该怎样做。过度的疼爱，让孩子无法学习与小朋友相处。

孩子有生长的能力，我们有没有有意无意间剥夺了孩子锻炼成长的机会，而且是以爱和保护的名义？在我们的照顾下，孩子都太过孱弱，该会跑不会跑，该会自己吃饭不会吃，该会和小伙伴相处不会玩，该有抵抗力没有，那我们真是害了孩子。

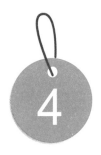

4 枕秃就是缺钙？

在儿科，补钙是一个永恒的话题。几乎所有平面媒体、电视媒体、自媒体谈到儿童成长，总是免不了涉及要不要补钙的问题。门诊也经常有妈妈因为宝宝爱出汗、夜间哭闹、夜间易醒、枕秃等来咨询是不是缺钙。其中，枕秃是被问到最多的问题。

枕秃，顾名思义就是在宝宝的枕部出现一片头发稀少或没有头发的现象。由于在人们的概念中，"枕秃"与缺钙有着很密切的联系，所以枕秃现象非常容易引起家长的忧虑。

枕秃是怎么形成的？

那么，枕秃到底是怎么发生的，与缺钙是否有必然的联系呢？

首先看看枕秃是怎样发生的。小宝宝大都平躺在床上，脑袋枕部跟枕头接触的地方容易发热出汗使头部皮肤发痒，宝宝通常会通过左右摇晃头部的动作来缓解因出汗而导致的头皮发痒问题，而这样的反复摩擦后，枕部头发就会被磨掉而发生枕秃。

枕秃大都发生在 6 个月内的小婴儿中，这是由于 6 个月内的婴儿不会坐不会站，全天主要的体位就是仰卧，因此发生头部与枕头相接触、摩擦的机会大；另一方面，小婴儿处于高代谢状态，神经兴奋性高，因此活动多，易出汗。而且一般家长总担心孩子着凉生病，往往给孩子穿得多、盖得多，也是导致孩子出汗多的原因之一。

孩子易出汗，仰卧时间长，与枕头摩擦多，是枕秃的主要原因。

"枕秃" 与缺钙是什么关系呢?

简而言之: "缺钙"会枕秃,但枕秃不一定就是"缺钙"。

家长们总担心孩子缺钙,其实就是担心孩子会患上佝偻病。

佝偻病主要表现为方颅,胸部肋骨外翻,囟门闭合过晚,出牙迟,牙齿形状细小无光泽,多汗,烦躁不安,睡眠易醒,夜啼等。严重者除上述症状外,出现鸡胸、下肢畸形呈"O"或"X"型腿、脊柱弯曲等。

佝偻病的多汗可以导致枕秃,但枕秃并不是佝偻病的主要症状,也不是特征性的症状,"方颅"往往是佝偻病特征性的症状。

如果一直母乳喂养,同时给宝宝补充适量的维生素 D,或配方奶喂养,补充适量的钙,只有枕秃而没有其他佝偻病的表现,即可基本排除枕秃是"缺钙"造成的。

对于多数有枕秃的宝宝,如果没有其他佝偻病的表现,一般是不需要担心的。头发会随着孩子长大而逐渐恢复正常,而枕秃本身对孩子的健康也不会构成什么负面影响。

但如枕秃同时伴发其他佝偻病的症状,尤其是骨骼方面的畸形,如方颅、肋外翻、手镯征、鸡胸、"O"或"X"型腿,即使孩子母乳喂养,或者一直补钙,仍应考虑有无佝偻病,因为有一些特殊疾病会严重影响钙的吸收,即使补钙吸收度也非常低,从而导致严重佝偻病。

总之,不要看到孩子有枕秃,就认为孩子"缺钙",立即给孩子"补钙",要看医生才能确定孩子是否真的缺钙。

怎样减少枕秃的发生?

- 房间温度不要太高。
- 不要给孩子穿太厚的衣服,不要盖太厚的被子。
- 孩子的枕头要选择比较柔软的。
- 可以变换一下孩子睡眠的姿势,以免老压着一个位置。
- 随着孩子月龄的增加,不要让孩子总在床上躺着,减少枕部的摩擦。
- 如缺钙要补充钙剂和维生素 D。

5 孩子不好好吃饭是缺锌？

除了缺钙，家长还关心的一个问题就是缺锌。门诊经常碰到因为孩子食欲不好、体重增长不满意的家长要求查微量元素，或者拿着微量元素的化验单问有没有缺锌。

在很多家长心中，缺锌是一件大事，在电视里经常可以看到：我的孩子不爱吃饭老挑食——那是缺锌；我的孩子最近上课注意力总是不集中——那是缺锌；我的孩子个子特别小——那是缺锌。于是，在各种补锌资讯铺天盖地的覆盖下，家长忙不迭地带孩子做各种各样锌的检查，服各种各样锌的制剂，好像不给孩子查一查、补一补就没有尽到家长的职责一般。

锌在人体内的作用

作为人体所需微量元素之一（每日需要量小于 100 毫克），锌参与构成体内多种酶，而这些酶参与体内多方面的机能，如生长发育、生殖系统发育、伤口愈合及味觉感受等。但是锌在这些酶中所起作用多少以及所起作用的相关机制，远不像钙、铁等元素在人体内的作用及作用机制那么为医学界所明确发现和了解，许多锌的作用仅仅是推测，尚未被科学证实。

锌在医生疾病诊治中的重要程度远不及其在大众眼中重要。

怎样确定是不是缺锌？

目前检查儿童是否缺锌，多采用两种方法，即测头发中的锌含量和测血液中的锌含量。由于影响发锌测定结果的因素很多，现临床中一般采用血锌的检查。但血锌也可受多种因素的影响，如感染、饮食以及标本的运输、实验室环境是否严格（因为测的是微量元素）等。因此诊断儿童是否缺锌，化验结果应结合临床有无缺锌表现，如异食癖、反复感染、多汗等来进行综合分析判断，若补锌后症状得到改善，也可说明缺锌。

什么样的孩子会缺锌？

● 平时有挑食偏食习惯的儿童容易缺锌

锌富含于牡蛎、瘦肉、动物内脏中。如果儿童因为挑食不吃或很少吃这类食物，每日锌的摄入量达不到标准，那么长此以往就会出现锌缺乏。

● 患感染性疾病的儿童容易缺锌

儿童患感染性疾病时体内锌的消耗增加，而胃肠道吸收锌的能力减弱，如有腹泻发生还会引起锌从粪便丢失，因此，感染的儿童容易发生缺锌。

● 多汗的儿童容易缺锌

人体中多种微量元素都通过汗液排泄，锌便是其中之一。有些儿童存在多汗的现象，大量出汗会使锌丢失过多造成缺锌。尤其夏天，往往是缺锌的高发季节。

真的缺锌怎么补？

建议到正规医院做相关检查，由医生结合病史及临床表现做出缺锌的诊断后再进行治疗。

宝宝确诊为缺锌，一般先采用食补的方法，而不是服用锌剂。比如，多吃海产品、肉类、动物肝脏、禽蛋等含锌丰富的食物。

在必要时，可在医生的指导下，服用锌剂进行适当补充治疗，疗程通常在2~3个月。一旦锌达到正常水平，宝宝食欲增加，即可停服锌剂，但仍应补充含锌食物。

诊室小结

儿童在正常饮食、没有疾病情况下，一般不会发生锌缺乏。而孩子食欲不好又挑食、生长发育缓慢、注意力不集中等表现所涉及的因素非常复杂多样，不能简单归结为都是缺锌造成的，缺锌可能仅仅是其中一个非常次要的原因。

6 孩子胖点萌萌哒，胖点好？

作为儿科医生，我发现家长的担心有时也会用错方向。比如上一节提到的缺钙缺锌，其实不是什么大事，而有些大事，家长却在日常生活中忽略了。

Didi 是一个招人喜欢的孩子，因为他爱笑，又胖乎乎的。一笑眼睛就眯成一道弯弯的线，每次来都会被医生护士多关注些。生活中也是这样，长得胖嘟嘟的宝宝总是占些便宜，容易讨喜，特别是老人。带着胖孩子出去的家长多少有点骄傲感。可能我

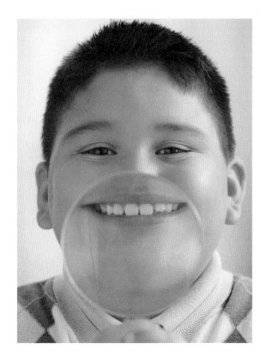

们穷过、饿过、瘦过，所以对胖有一种特别的珍视。可是在不觉间，肥胖的孩子正悄然快速地增长着。据报道，大中城市中肥胖孩子的比例已上升至20%~30%。

肥胖的孩子在日益增多，这已经是个不争的事实了，但令人忧虑的是家长们对这一情况的重视程度还极其不够，很多人是一种忽视的态度，还在为有个胖乎乎的小宝贝而欣喜，特别是老人，看不得孩子瘦一点。

比如 Didi 已经是个轻度肥胖的孩子了，可是姥爷坚决不认可这件事，妈妈说这是有评判标准的，姥爷就说：那是什么标准？那个标准有问题！

怎样判断孩子是否肥胖？

对有小胖宝的家庭来说，认识超重、肥胖是非常重要的。家长要非常清楚地知道孩子的体重若已经偏离正常，出现超重或肥胖，就需要对体重加以控制。

一般情况下，处于曲线图上 25%~75% 这个范围内的宝宝的体重情况大都是正常的。如果宝宝高于 90%，则需要引起妈妈注意了。

宝宝体重是否超出正常范围往往并不单纯和月龄年龄相对应进行判断，而是在参考宝宝身高情况的前提下，进行综合判断。

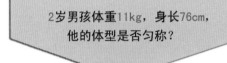

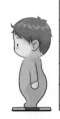

0~2岁男童身长别体重百分位曲线
（在图上有该男孩的匀称度坐标。）

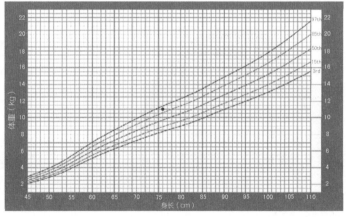

无论是生长发育曲线图，还是体块指数（BMI）曲线图，都是在综合了宝宝身高、体重和月龄的各项情况后，对身高、体重对应关系进行整体分析的结果。

我们不能根据简单地看体型来判断孩子是否超重或肥胖，

临床医生会有完整全面的数据来判断。在医学上，通常把宝宝体重超出正常水平的情况分为四级：超重、轻度肥胖、中度肥胖和重度肥胖。

已经超重或肥胖了怎么办?

● 适当控制饮食

一旦发现孩子体重进入超重范围，家长就应考虑在饮食上予以控制。最基本的是在孩子不想吃或想少吃的时候，不强迫孩子进食。经常看到孩子已经超重甚至肥胖了，老人还要求孩子一定每天吃两个鸡蛋，吃很多肉，孩子一不吃，或有几天食欲不好，就急得不行。

● 调整饮食结构

要尽可能减少脂肪类食物的摄入，如油炸类食物、含脂肪丰富的肉类。蛋白质类食物也要适当控制。一般超重或肥胖的小孩大都喜欢吃肉，这样蛋白质的摄入量容易超过机体需要，使体重得不到控制。日常菜肴中要肉菜搭配，均衡营养。

● 适当运动

除了饮食控制，适当地运动也是非常重要的。胖胖的小朋友多不爱运动，而且越胖越不爱运动。家长要鼓励孩子多做户外运动，比如爬山、骑车、游泳、踢球、踢毽、跳绳等，鼓励孩子持之以恒地锻炼。

孩子肥胖，不能坐视不管，如果一直肥胖下去，孩子会出现高血压、高血脂、心脏病。不仅如此，肥胖的孩子有些还会影响身高的生长，有的敏感的孩子自信心也会受到严重影响。有些家长觉得孩子小时候胖点没什么，一长个儿就瘦了。长个儿是可以瘦下去一些，可是一旦身高增长停止，就又会胖起来。

控制肥胖，从现在就开始。

7 孩子发育慢，等等就行？

陈大夫的小诊室

　　今天门诊来了一个8个月的孩子，打预防针时医生发现他还不会独坐，说孩子可能发育落后，让他看看专科医生。家长一听发育落后就急了，赶紧来就诊。我给孩子做了检查，孩子整体情况良好，身高体重都达标，反应也不错。可以拉坐，但是自己独坐不能坐稳。了解了孩子的养育情况：家长怕孩子哭闹，除了睡觉一般都是抱着，很少让孩子自己独坐，俯趴也很少练。鉴于孩子大运动的训练太少，我告诉家长回去多让孩子俯趴，多做拉坐训练，一个月以后复查。一个月后复查，孩子进步很快，独坐已经完成得非常好，而且也开始有爬行的动作。

　　孩子6个多月应该逐渐开始独坐，上文中的孩子落后的原因是由于练习太少，训练后就逐渐正常。有的家长认为孩子到什么年龄自然就会什么动作，不用训练，甚至连孩子的基本活动都剥夺了，整天抱着，这样对孩子的发育是非常不利的，等于没有给孩子成长的机会。

　　这个孩子还是相对良好的情况，而有些情况并不是让孩子简单地训练就可以改善的，有的孩子可能有器质性的问题。

我碰到过一个 3 岁多的孩子，来看病的时候自始至终都在哭闹，怎么解释劝导都不管用。在整个过程中，对医生的问话没有呼应回答。观察妈妈的言谈举止，我判断这不是一位娇惯孩子的妈妈。于是，我很委婉地问妈妈，觉得自己的孩子和周围同龄的孩子相似吗？能和别的小朋友一起玩吗？妈妈说孩子特别不合群，不爱和别的小朋友玩，也玩不到一起去，好像不会和别人相处。说到这儿妈妈有点慌，追问孩子是不是有问题。

这位妈妈觉得孩子小，是性格问题，长大就慢慢好了。但事情似乎没有这么简单，孩子的表现明显落后于同龄儿，智能发育似乎出现了问题。我又追问了一些其他病史，不得不告诉妈妈：孩子需要看神经科，要排查孤独症。经过检查，最后确定孩子就是孤独症。

当你发现孩子有下列征象：

● 6~7 个月不会独坐。

● 1 岁不能独站。

● 1 岁半不能独走、不会说话。

● 2 岁多看医生从始至终号哭（除外睡眠不好、发热、闹脾气等因素）。

● 3 岁不能和小伙伴很好地玩耍，和人交流困难。

● 与其他同龄孩子明显不同。

如果发现有这些情况时千万不要等，要带孩子及时就医。可以先看小儿内科，让医生判断孩子是否有问题，有问题再看神经科或其他科室，或者直接看神经科。

碰到孩子发烧，家长总是火急火燎，分秒都不能等，其实很多情况只需要退烧就可以了。但对于孩子智能发育落后，家长就容易忽视，或者觉得孩子大了就自然好了，或者总是拒绝承认这件事。良好的愿望常常落空，面对现实才是最可靠的选择。不要让你的等待使孩子错过了最佳治疗时机。

8 疫苗副反应那么多，
不打可以吗？

　　疫苗也是儿科一个常谈常新的话题。尤其爆出各种 "假疫苗" "毒疫苗" 事件后，大家对疫苗都有点恐慌。

为什么要打疫苗？

　　婴儿出生后，随着一天天长大，母体胎传给孩子的抗体逐渐衰减，孩子从母体获得的免疫保护逐渐消退。因此，应适时地给儿童进行预防接种，即把疫苗接种在健康人的身体内，使人在不发病的情况下产生抗体，获得特异性免疫，使儿童健康成长。

预防接种有哪些副反应？

　　预防接种的副反应一般并不是很多，也不是特别严重。比较常见的是发热、局部红肿、皮疹、腹泻，接种不同疫苗副反应可能不同。除了这些常见的副反应外，还有一些异常的副反应，比如血小板减少性紫癜、血管神经性水肿、晕厥、过敏性休克等。这些异常的副反应发生率极低，但因为都比较重，让人感到害怕。

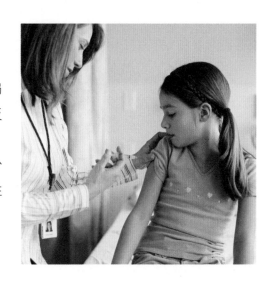

有这么多副反应，不打预防针可以吗？

因为担心疫苗质量，担心预防接种副反应，有的家长问不打疫苗可不可以？比起疫苗对疾病的强大防护作用，比起不注射疫苗宝宝需要承担的可能患上某种严重甚至致残的危险疾病的风险，疫苗可能存在的轻微的副反应是微不足道的。何况，多年临床实践也验证了，虽然宝宝出生第一年接种疫苗多达十几针，但出现严重副反应的情况还是很少的。

疫苗帮助孩子预防了哪些疾病，如果发病会是怎样的后果呢？

● **脊髓灰质炎**。又名小儿麻痹，病死率高，部分患者会遗留终生残疾。

● **流脑**。可呈暴发性发病，如诊断不及时可在数小时致患儿死亡，死亡率极高，是医生最怕碰到的疾病之一。

● **乙脑**。乙脑病毒所致疾病，一旦感染患乙型脑膜炎，无有效治疗手段，只能任疾病自然进展，最终致脑实质损伤，遗留各种神经系统后遗症。

● **百日咳、白喉、麻疹**。均系呼吸道感染，一旦有病例，极易流行。并且合并症多样，可引起肺炎、脑炎、心肌炎、末梢神经麻痹等各种危重疾病，预后不良。

中国自 1978 年开始实施免疫规划，至今已经历了三十年。上面所述疾病均列入国家免疫计划中。小儿麻痹糖丸的普服使得 2000 年全国实现了无脊髓灰质炎的目标。随着百白破（DPT）三联制剂免疫覆盖率的逐年提高，我国的白喉年发病率由五六十年代的 0/10 万 ~20/10 万，降至近几年保持在 0.01/10 万的低水平，百日咳、破伤风发病也处于历史低水平，麻疹疫苗的使用使得麻疹很少出现暴发性流行。

这些疾病，或者危重危及生命，临床治疗经常无法有效控制疾病进程；或者系病毒感染，临床治疗根本束手无策，是预防接种降低了这些疾病的危险程度。

随着科学技术的进步，人们对疾病的了解越来越多；随着生活水平的提高，人们对疾病预防的要求也越来越高。

● **乙肝**。中国是乙肝大国，过去觉得乙肝虽然是疾病，对人们的日常生活影响似乎并不大。但现在越来越多的人了解，乙肝虽然看似温和，其实与肝硬化、肝癌密切相关，而这两种疾病都会导致死亡，因此大家越来越重视对乙肝疫苗的接种。

● **腮腺炎**。过去认为就是两腮肿一下，休息一周就可以上学了，后来发现腮腺炎可以合并脑炎、睾丸炎，特别是合并睾丸炎，有可能影响生育。由此而研制出腮腺炎疫苗，后又改进，生产出麻风腮三联疫苗，现在被广泛运用。

● **水痘**。虽然病程安全，合并症少，但传染性强，显性感染高，病程长（10~15天），孩子全身皮疹水泡，奇痒难忍，病程中必须隔离，既影响孩子上学，又影响家长工作。现在社会节奏加快，实在没有时间可以耽误。而一次预防接种就可以将这些事情搞定，让生活更有效率。

● **脑膜炎**。在中国，认为脑膜炎大多由脑膜炎双球菌引起，因此接种流脑疫苗。但临床病例显示，也有很多脑膜炎由其他细菌造成，其中多见的一种就是 B 型嗜血流感杆菌（HIB），越来越多的人认识了这个奇怪的名称并接受了这种疫苗，因为期望孩子得到更全面的保护。

有这么多的医学研究机构、疫苗研发机构投入大量精力分析某一种疾病的发病率、传染性、死亡率以及因这种疾病而造成的家庭和政府支出，因此确定预防该疾病的相关疫苗的研发，然后投入时间、人力、物力研制疫苗，让其达到效率最高、副反应最低、价格适宜，这不是一件容易的事情，这中间倾注了很多人的心血。

我们应该让孩子享受科学进步的成果，享受这把保护伞带来的保护。既然已有规避风险的方法，又何必让孩子去冒险呢。

9

Chapter

第九章　学点看病技巧

　　孩子生病全家忧心，可儿童医院总是人满为患，还容易交叉感染。所以爸爸妈妈不妨学习下什么样的情况可以自己给孩子先吃点药，什么样的情况必须带孩子就诊；如果就诊，怎样和医生沟通病情是最有效、对医生诊断最有价值，怎样能听懂医生讲的化验结果；医生开的药、抗生素和输液，家长能不能参与意见。简而言之，就是学一点看病的技巧。

1 孩子病了，要不要夜间急诊？

寒冷的冬季是儿科医生最心力交瘁的日子，因为病人实在太多了。各大儿童医院爆满，病人动辄就要候诊 4~5 小时，即使急诊也需要等待。到底什么样的情况必须紧急就诊以免延误病情，什么样的情况可以观察孩子病情，不用匆忙就诊，更不需在寒冬的深夜带孩子跑到急诊室呢？

发烧要不要夜间急诊？

高热是夜间急诊较常见的症状。孩子一发烧家长就惊慌失措，总觉得孩子得了什么大病。但是事情的真相是：大多数的发热并不需要夜间急诊。

当家长发现孩子夜间突然发烧，要做的第一件事不是带孩子急急忙忙地去医院，而是给孩子吃退烧药，让孩子的体温先降下来。

夜间发热的孩子往往盖得比较多，因烦躁、困倦常拒绝喝水，因此体温经常降不下来。记得一定不要多穿多盖，喝水是降温的必要条件。

等孩子体温退后，如孩子能不哭不闹，安静地睡觉，大都就不需要急诊了，如第二天再发热，再带孩子就诊也不迟。

任何一种疾病都有一个进展的过程，刚发烧就发展成肺炎的患儿毕竟是少之又少。电视剧很多时候是夸张的艺术处理，不可信以为真噢。

但如孩子体温退到正常后仍然哭闹不止，不肯入睡，应考虑就诊。

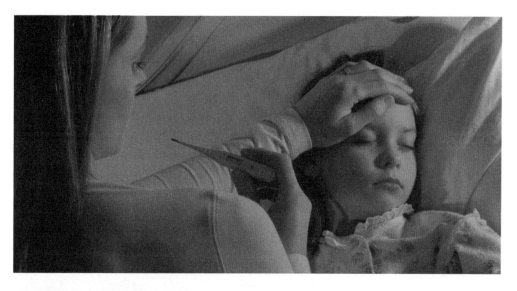

咳嗽要不要夜间急诊?

如孩子不仅发烧,还伴有咳嗽,要注意孩子的咳嗽情况。

如果仅仅是轻微的干咳或阵咳,大都不需要紧急就诊。

如果发现孩子体温降至正常后仍呼吸急促,咳嗽频繁,并伴有喘憋的声音,有可能是喘息性支气管炎或哮喘,应带孩子急诊治疗。

如发现孩子咳嗽声音怪异,像老头咳嗽,或像小狗叫,并伴有呼吸急促,口周青紫,孩子可能患急性喉炎,需急诊治疗。

呕吐、腹泻要不要夜间急诊?

还有很多夜间急诊的是呕吐、腹泻的孩子。

如仅仅是呕吐,没有发热,并且有白天饮食不当的病史,孩子诉说腹痛,伴有或轻或重的腹泻。这种情况考虑诊断为急性胃肠炎,大都不需要急诊。

爸爸妈妈在家要注意保证孩子充足的水分摄入,以防由于频繁呕吐腹泻造成的脱水。最好是口服补液盐,一般 24 小时药店都可以买到。千万不要让孩子一次喝太多的水,因为此时胃的功能很差,喝水多非常容易造成呕吐加重。可以让孩子少量多次饮水,既减少对胃肠的刺激,又能保证水分和电解质的摄入。

呕吐如伴有发热,精神烦躁或萎靡,或根本无法喝水,无尿,应夜间急诊。

善于归纳的家长会发现，上述需要就诊的情况中多包括孩子精神不好。对！一定观察孩子的精神状况，这一点非常重要。如果精神状况好，大可不必夜间紧急就诊。但如果孩子不停地哭闹，烦躁不安，或非常萎靡不振，就需要紧急就诊。

对一般高热、咳嗽、呕吐腹泻的孩子，夜间急诊时主要是给予相关的对症治疗，而疾病的进一步诊断往往还是要第二天在专科就诊。孩子生病本就需要休息，这样反复就诊非常不利于疾病的恢复。

掌握需要急诊的指征，减少不必要的夜间急诊。

诊室小结

大多数的发热患儿是不需要夜间急诊的，最关键是降温不是就诊。如果体温降至正常后，患儿仍烦躁哭闹不停，则需夜间急诊。

多数咳嗽患儿是不需要夜间急诊的。如患儿有喘憋、呼吸快或咳嗽呈犬吠样应夜间急诊。

呕吐腹泻一般不需要夜间急诊，如伴有精神萎靡、烦躁、发热、尿量明显减少应夜间急诊。

婴儿出现吃奶量明显减少、呛奶吐奶严重、精神萎靡、发热均需要夜间急诊，孩子太小，病情变化快，不宜延误。

如果觉得孩子和平时状况相差较大，也是就诊的指征。

当然，异物吸入、严重外伤、误服药物等肯定需要急诊。

2 学会 2 分钟与医生有效沟通

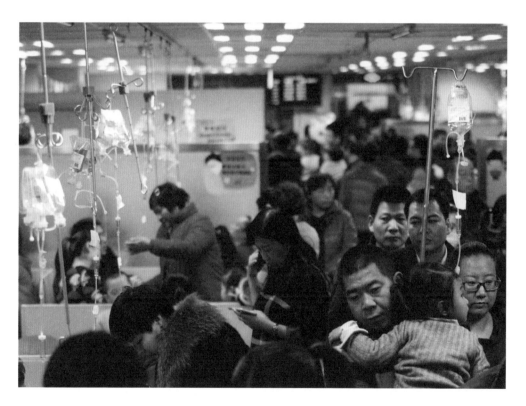

图中是儿童专科医院的景象，永远是春运候车大厅一样的儿童医院。一边是心急焦躁的家长和哭闹不安的孩子，一边是疲惫不堪的夜里 12 点都回不了家的医生。两方都处于极度疲劳、比较极端情绪的状态，言语稍有不和立即演变成一场争执甚至惨剧。

相信很多妈妈都有过这样的经历：在大型三甲医院的儿科和儿童专科医院，排队很久，但只有 3~5 分钟的就诊时间。医生需要 1~2 分钟听父母讲述有价值的病史，剩下的 3 分钟来完成检查身体、写病历、诊断及开药工作。如果没有有效的沟通技巧，只会让家长和医生都心生抱怨：家长觉得，排了一上午队，只看了不到 5 分钟。每次要详细和医生说说孩子的情况，总是被医生打断。医生们普遍表示，最怕喋喋不休的家长，说了一堆话，没几句有用的信息。

那么怎样才能在这短暂的 2 分钟内将最有价值的孩子的信息告诉医生呢？

介绍宝宝病史时，不要讲细节

比如：哪天去姥姥家了，吃了好多鸡翅，晚上出去玩了会儿，回来还好好的，夜里他老闹，一量 39℃，天啊！ 1 分钟过去了。医生肯定打断你了，当某个信息对诊疗意义不大时，医生会为了节约时间而打断。

提前了解病情，准备资料

如果宝宝平时生活不止一人照顾，或者并不了解孩子整个病程，那在就诊前可以先与其他照顾者沟通好宝宝的病情，避免医生询问时，再去问其他人，耽误时间。这种沟通可以在带孩子去医院的车上进行。如果宝宝曾在其他医院就诊过，也请带上病历、化验单、片子等资料。

抓住重点，提供有价值的病史

哪些病史对医生是非常重要的？ 这里就两种宝宝最常见的呼吸道和消化道疾病给做个小结：

● **针对呼吸道疾病（发热、咳嗽等）医生常要了解：**

宝宝是否发烧？烧几天了？

体温最高多少度？

咳嗽吗？白天咳得厉害还是晚上咳得厉害？会不会咳醒？运动过后是否咳嗽加重？是否持续咳嗽或过于频繁？喘不喘？

是否有痰？

还有其他的症状吗？包括是否流鼻涕，是否打喷嚏，是否嗓子疼，是否肚子疼……

食欲怎么样？

大便好不好？大便干吗？是稀便吗？

● **针对消化道疾病（腹泻、呕吐）医生常要了解：**

大便次数、性状（黏液便还是水样便）、多少。

呕吐的次数、多少，能否喝水？

小便量的变化。

之前有无在外就餐、有无饮食不当、有无添加新的辅食。

就诊前把这些问题过一遍，和医生的沟通就会非常有效，也不会觉得总是被医生打断啦。

坦率地讲，这么短的门诊时间，对患者不容易，对医生也很难。医生在这么短的时间给患者看病最大的诉求是不漏诊，就是有重病别给耽误了。这么短的时间想得到特别满意、全面的医患沟通是不太现实的。尤其在公立医院，这种矛盾在相当长的时间可能都无法缓解，所以家长们不妨学习下如何在这么短的时间内和医生进行最有效沟通，在有限的时间里给孩子看好病。

小提示

腹泻患儿就诊时最好携带大便标本：所留大便不要放在尿布上或纸上，这会影响检查结果。可将大便放在玻璃或塑料小瓶中，或放在保鲜膜中。不要保留时间太长，越快送检越好。一般大便留取后1小时内化验。

3　学点医学术语，
听懂医生讲什么

有个小患者发烧了，我告诉妈妈孩子就是感冒，家长如释重负地说："那就放心了。昨天去的那家医院说我们是'上感'，还说是病毒性的。"在门诊经常遇到这样的情况，家长投诉上一家医院的医生诊断不对。其实，医生的诊断并没有错，只是不同的医生会从不同的角度做出诊断，或者同一种疾病有不同的名称，就像人的名字有大名和小名一样。

在这一节和大家聊一聊那些所谓的医生术语，了解了这些，更利于爸爸妈妈和医生沟通，也可以减少一些不必要的医患矛盾。

主要说说占孩子患病比例最多的呼吸道疾病，这些疾病名称是怎么来的。

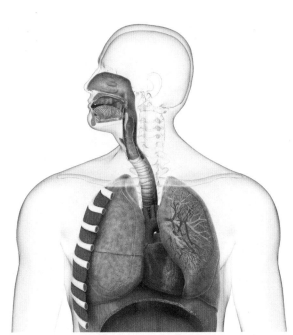

按解剖部位分：

从上至下：鼻炎、咽炎、喉炎、气管炎、支气管炎、肺炎。

按病原体分类：

主要分为病毒、细菌、支原体这三大类。一般医生在做临床诊断时不太讲病原学。

常见临床疾病名称释义：

● 上感、病毒性感冒、咽炎

"上感"是上呼吸道感染的简称，是包括鼻腔、咽或喉部急性炎症的总称。一般讲的上感又称普通感冒，是小儿最常见的呼吸道感染性疾病。而广义的上感不是一个疾病诊断，而是一组疾病的总称，包括普通感冒、病毒性咽炎、喉炎、疱疹性咽峡炎、扁桃体炎等。

"病毒性感冒"是从病原学角度做出的诊断，从病原学的角度划分，上感则可分为：病毒性感冒、细菌性感冒、支原体性感冒等。

而"咽炎"是从位置学的角度做出的诊断。

所以，并非是哪一家医院的医生出现了误诊，而是从不同的角度对宝宝的疾病做出了诊断。

● 化脓性扁桃体炎

医生常简称为"化扁"，有时也会在医生潦草的门诊病历上看到这两个字。理论上讲，化脓性扁桃体炎属于上呼吸道感染的一种，但临床一般会单独诊断这一疾病。

这是由于化脓性扁桃体炎主要由链球菌感染引起，易引起肾炎、心脏炎、关节炎等合并症，需要抗生素治疗，并且疗程比较长，具有临床特殊性，所以从上感里单拎出来诊断。

● 疱疹性咽峡炎

医生简称"疱咽"。疱疹性咽峡炎是一种常见的儿童疾病，幼儿更多见。大都由柯萨奇 A 组病毒引起，部分病人可合并细菌感染。"疱咽"也应属于上呼吸道感染范畴。因其临床特点突出而常独立诊断。其特点为：咽峡充血特别明显，咽峡部（嗓子眼）疱疹溃疡。婴儿常因喉咙痛而拒食。

● 喉炎

喉炎也属于上呼吸道感染。其临床特点突出，治疗具有特征性。如果孩子出现"犬吠样"咳嗽，或者孩子的咳嗽像老头一样特别粗，或咳嗽时嗓子发劈，或伴有喑哑、失音，应考虑为"喉炎"。

喉炎大都起病急，进展非常快，夜间症状相对较重。喉部充血水肿严重会造成发憋、呼吸困难，甚至会有生命危险。需紧急就诊，采用雾化或肌注、静脉激素治疗。

● **支原体肺炎**

病毒、细菌、支原体均可以引起肺炎。因支原体肺炎疾病特征相对明显，且必须大环内酯类抗生素（红霉素、阿奇霉素）治疗，因此在诊断上强调其病原学。这与其他肺炎是不同的，其他原因引起的肺炎常简称为肺炎或支肺（支气管肺炎简称），不太会强调哪一种病毒或细菌。

其实家长并不需要去网上搜索疾病的始末，毕竟网络信息庞杂，真假难辨，理解医生讲的才是最重要的。了解上述内容，会帮助您在就诊时更好地理解医生的话。

4 学学看血常规化验单

孩子看病经常要做化验，很多家长拿着化验结果，看着上面高高低低全是异常的箭头，又焦虑又担心，医生简略地讲完，基本也是听得云里雾里。当然家长不需要掌握怎样看化验单，但是多了解一点知识有助于听懂医生的结果分析。

陈大夫的小诊室

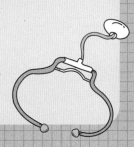

　　Xiaojun 发烧 3 天了，今天来看病，需要做个血常规的化验。本来还能勉强坚持的孩子一听要扎手指，条件反射一般地大哭起来。等到把采血针扎到手上，孩子的哭声反而停了下来。其实做手指末梢的采血并不太疼，孩子的哭闹大多来自于恐惧。

　　经常带孩子看病的家长会了解，孩子发热或严重咳嗽，医生经常会让孩子化验指血做血常规检查。血常规是临床检查中最常见的一种实验室检查方法，尤其在中国。

　　在国外有过就医经验的家长会发现，其他国家很少查血常规。一是由于国外更多开展病原学检测，并依据病原学检测结果指导用药；另一方面，在国外的全科诊所中常不配备化验室，如果做血的化验需送至检验中心。所以在国外医生的诊疗习惯里一般不做血常规的检查。

在中国，由于费用、时间及现有诊疗条件的限制，病原学的检测相对较少，而血常规的检查是目前大家比较公认的基础化验，医生会参照其中的数据进行诊断分析及给予治疗。

血常规化验单内容

血常规的检查内容很多，分成三大部分：

白系即白细胞的数量以及分类，对于感冒、发烧等感染性疾病，主要看的就是白细胞这一部分。

红系即红细胞血色素，这一部分主要用于甄别是否有贫血以及贫血的分类及原因。

板系即血小板及形态，用于判断凝血方面的异常。

这三部分虽然被分别用于判断不同方面的疾病，但有时三方面也会相互影响，或共同用于某一疾病或症状的判断。比如发热，既可能造成白细胞的增高，也可能造成红细胞的降低或血小板的高低变化。

血常规化验单结果读取

● 白系（白细胞）

在发热咳嗽等呼吸道感染患者的血常规检查中，医生主要看的数据就是白细胞总数及其分类。

白细胞是机体对抗病原体感染的重要武器，当病原体侵入人体，白细胞的数目及分类会发生变化。白细胞的分类是什么意思呢？在白细胞中，不是所有的白细胞大小、功能都一样，按其形态功能大小分为五类，其中占主要部分的是两大类，即中性白细胞 (NEU) 和淋巴白细胞 (LYM)。中性白细胞主要参与杀灭细菌，而淋巴白细胞主要参与杀灭病毒。

不同的病原体造成的白细胞及分类的变化是不相同的。典型的细菌感染多呈现白细胞总数（WBC）高于正常，中性白细胞比例 (NEU%) 增加。而如果白细胞总数正常而淋巴白细胞增高（LYM%），则多考虑为病毒感染。

当然这种基于白细胞的总数及分类来判断感染是细菌性还是病毒性，并不能做到百分百准确，它非病原学检测，是推测性的判断，有时与临床并不相符。临床判断需要结合症状、医生的查体所见、化验检查以及流行病的趋势做综合判断。有的家长拿着血常规化验单让医生看要不要吃抗生素，或者根据这样的科普文章学习读取化验单报告后说医生的判断不对，这都是太片面了。

● 红系（红细胞血色素）

除了对白细胞结果的了解，家长比较关心的就是血色素（Hb），即血红蛋白了。

相对于白细胞的变化来讲，血色素的变化在感染患者中有但并不很多，感染可以造成一过性贫血，即血色素的下降，但大都比较轻微，并可在感染恢复后逐渐恢复正常。如是几个月大的婴儿，可能会发生贫血。如发现血色素低，医生会根据化验中一系列的红系的检查结果对贫血的原因做出初步的判断。

● 板系（血小板）

而对于血小板（Pt）的异常，临床中发生率就更低了。如血小板减少性紫癜即可见血小板结果明显低于正常。有时感染也会发生一过性血小板降低。而血小板的增高可见于川崎病、结缔组织病等比较少见的疾病。

诊室小结

对家长而言，如果是看感冒发烧，最要了解的就是白细胞总数和分类，然后顺带看一下血色素和血小板的值是否在正常范围，这就基本够了。

另外，向大家科普这些知识，不是让爸爸妈妈自己去判断病情，因为疾病的诊断及治疗不但取决于化验，还要针对病史及身体检查以及疾病的流行趋势而做出综合判断，还是把这么复杂的工作交给医生处理吧。

5 医生，这个药这么多副作用，能吃吗？

医生根据患儿的病史、体格检查、化验结果综合判断做出诊断后，会给患儿开药。有细心的家长打开药物说明书发现有很多副作用，就会担心地问医生："这个药副作用怎么这么多，能吃吗？"或者，"能不能开一个副作用小一点的药呢？"

其实，任何一个药物都有副作用，不论西药还是中药。西药的说明书上之所以标注副作用这么多，是说明这些药物在上市使用之前经过了严格的试验检验，这些试验包括动物试验和临床试验，试验显示该药物在一个剂量范围内使用是安全的，但同时也有一些不良反应，其中有相对常见的，需要医生提醒患者留意的，也有一些很少发生的，甚至罕见的副反应，因此显得格外多。

药物的选择使用，不是选择没有副作用的（因为根本没有），而是选择给患者带来最多益处和最少副作用的药物。

关于对抗流感的药物——达菲的副作用

冬季患流感的病人特别多，通过流感快速诊断检测确诊后，就要给孩子服用达菲。达菲是针对流感的特效药，临床效果非常显著。

有的家长阅读说明书后很紧张，说："这个药这么多的副作用，能不能不吃？"达菲的说明书确实罗列了很多的副反应，比如关于皮肤、消化系统、心脏等副反应，甚至有报道出现精神症状的。

有这么多的副反应，这药还能吃吗？

达菲在对流感的治疗上效果非常确切，能迅速地降温、缓解全身症状，如精神萎靡、全身酸痛，效率极高。其副反应主要为胃肠反应如恶心、呕吐，概率也相对较少（9%~10%）。权衡它的正作用和副作用，给孩子带来的利弊来看，诊断流感使用达菲还是非常有价值的。

关于雾化中的激素药物的副作用

还有家长顾虑比较多的就是激素类药物，因激素类药物副作用较多，口服或者静脉使用激素，医生一般都会很谨慎。

冬季呼吸道感染多，咳喘的孩子多，雾化使用也比较多。雾化药物中一般含有激素成分，有些家长对此顾虑重重，甚至非常抵触。

实际上这种局部给药方式只作用于呼吸道，药量本身就非常小，通过呼吸道黏膜吸收弥散到全身的量就更低，所以对全身的副反应微乎其微，家长不必对雾化药物中的激素使用太担心。

关于退热药物的副作用

退热剂本身是 OTC 药，不论美林还是泰诺林都不需要医生的处方就可以使用。一般非处方药是临床使用安全度比较高的药。

但即使安全度非常高，也不是绝对没有副反应的。比如有的孩子服用退热剂会有恶心、呕吐等胃肠症状，而说明书中提到的头痛、头晕等症状是很少见的。

这两类退热药的使用说明上都有：连续使用不能超过 3 天。有的时候孩子发烧时间比较长，比如 4~5 天，这就让连续服用退热剂的家长感到担心。其实这一条说明不是指使用时间不能超过 3 天，而是提示家长如果发热 3 天不退，不要再自行服用退热剂，需要看医生，而不是仅仅只能吃 3 天。

诊室小结

药物的选择，尤其处方药的选择要遵医嘱，医生会权衡用药的利弊。非处方药的选择要阅读说明书。

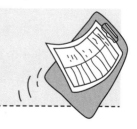

6 抗生素到底要不要吃？

　　我门诊时碰到过一个 1 岁多的小患者，咳嗽一周了，痰多，化验血常规显示白细胞增高明显，建议服用抗生素，妈妈惊异地看着我："他这么小能吃抗生素吗？"

　　而另一位高热一天的孩子，血常规白细胞正常，一般状态很好，无其他症状体征，于是建议仅在发热时服用退热剂，家长问我:"大夫,孩子烧那么高,不吃抗生素行吗？"

　　对待抗生素，妈妈们有这两种极端的态度：一种认为抗生素是感冒发烧的特效药，凡遇宝宝发烧，就自行服用抗生素或主动要求使用抗生素。另一种视抗生素为洪水猛兽，无论宝宝的病情如何，对抗生素坚决予以抵制。

感冒发烧了一定要吃抗生素吗？

　　病毒和细菌都可能引起感冒，抗生素只对细菌引起的感冒有效。而 80% 的感冒都属于病毒性感冒，抗生素对它是无能为力的。

　　宝宝感冒时，很多家长习惯用感冒药搭配一点消炎药（抗生素）给宝宝自行治疗。其依据是上一次发烧流鼻涕，吃这个抗生素就好了。但事实上，即使症状相同，每次感染的病原也不一定是一样的。

　　病毒感染只需一些对症治疗如退热、止咳、化痰等，一般不需要抗生素。抗生素只对细菌引起的炎症有效，对病毒感染是无效的。病毒性呼吸道感染服用抗生素不但对治疗没有帮助，还可能发生药物过敏。这样反复多次使用抗生素易造成个体对抗生素的耐用，长期积累也易造成群体的耐药性。

抗生素有哪些常见副作用?

● **胃肠道反应**:抗生素容易引起胃肠道反应,比如恶心、呕吐或腹泻。非常严重的胃肠道反应,医生可能会视情况选择给宝宝停药。如果反应轻微,妈妈可以在服药前稍微让宝宝吃些东西,也可在两次药之间给宝宝服用一些益生菌。

● **过敏**:宝宝服用抗生素后可能因过敏产生皮疹。如出现药物过敏,应考虑停药,但也不能排除是疾病本身引起的症状。妈妈一般很难自行判断,最好能及时带宝宝去医院就诊,请医生判断。

● **耐药**:长期、反复使用抗生素,可能造成个体或群体的耐药。

抗生素有这么多副作用,可以不吃吗?

1928 年,弗莱明发明了抗生素——青霉素,被誉为人类医学史上一个重大的里程碑。抗生素问世后,创造了许多医学奇迹,许多原来不能医治的疾病得到了有效的治愈和控制。

虽然抗生素有副作用,但在临床对抗细菌或支原体的感染中,其作用是不可或缺的。临床常见的扁桃体化脓、猩红热、细菌性支气管炎肺炎、支原体肺炎,都需要强有力的抗生素治疗才会有很好的疗效。如不使用抗生素,容易导致病情加重,延误治疗,或出现比较严重的合并症。有抗生素帮助我们抵御严重的细菌感染,为什么要拒绝呢?

不烧了抗生素可以停了吗?

擅自停药有可能导致病情反复。有些妈妈认为抗生素不好,希望尽可能减少抗生素使用,一看到宝宝病情好转,就擅自给宝宝停药。事实上,抗生素治疗是有疗程的,应该在医生指导下服够必需的疗程。孩子不发烧了,并不代表体内的细菌完全被消灭,擅自停药,无法扫清残余细菌,很可能导致病情反复。

白细胞高一定要吃抗生素吗?

借助血常规判断宝宝是否是细菌感染,是一种推测性诊断。通常细菌感染引起白细胞增高的可能性更大,但是并不排除某些病毒感染和一些特殊疾病,比如川崎病也有引发白细胞增高的可能。

医生借助血常规结果，结合宝宝症状、查体，对病情做出综合推断，如果细菌感染的概率很大，就会建议宝宝服用抗生素，但不排除有一定程度的误差存在。

因此，妈妈也不能一味凭借宝宝的血常规报告，就做出是否使用抗生素的决定，血常规在判断宝宝病情的过程中，只是一个参数，不是全部。

头孢类抗生素是不是比阿奇霉素厉害？

不存在哪种抗生素更厉害一说，每种抗生素都有自身的特性，不同抗生素对不同细菌或支原体的杀灭或抑制作用各有侧重。

比如大环内酯类抗生素（红霉素、阿奇霉素）对支原体感染疗效很好，而头孢类抗生素对付这些疾病不如大环内酯类抗生素有效。头孢类抗生素对细菌感染引起的炎症，如猩红热、化脓性扁桃体炎效果较好。

输液比口服抗生素更好吗？

输液由于药物直接入血，不需要经过口服后消化吸收的过程，药效发挥的速度比较快。但对于没有使用过或很少使用抗生素，且病情不太严重的宝宝，医生仍然建议从口服抗生素开始。

有研究表明，过早使用抗生素反而容易导致病情复发。这是因为宝宝遭遇细菌感染时，机体需要一定的时间才能形成抗体。过早使用抗生素抑制病菌，没有给机体形成抗体的时间，这样机体对该种细菌下一次的侵袭依然没有防御能力。

总之，抗生素的使用是一件比较专业的事情，需要由医生确定是否使用以及选用哪种抗生素。

7 孩子病重输不输液？

在寒冷的冬季，孩子不仅生病的次数多了，而且一般病情也较重。气管炎、肺炎会明显增多。对于较严重的疾病，医生会选择更积极的治疗方案，静脉输液就是其中之一。

家长对于输液的态度

● 积极要求派

孩子病，家长急，恨不得有一种药让孩子立刻好起来。但是病来如山倒，病去如抽丝，任何一个疾病的治疗和恢复都需要时间。

孩子没病的时候家长还冷静，孩子一病，立刻方寸大乱。在医院最常听到的家长要求就是：大夫，能不能给孩子输点液呀，他都烧一整天了，上次输液马上就好了。可是上次输液好不代表这次也能输液，每次的疾病并不一定相同，这样反复输液会产生药物依赖，真正需要抗生素治疗时效果会打折扣。

● 坚决拒绝派

还有的观点走向了另一种极端。现在随着资讯发达，人口全球流动，很多国外的治疗方法和理念也渐渐为越来越多的人了解。关于输液就是国内外差别比较大的一种治疗方法。在国外确实输液少，但也绝不是什么"病得不行了"才输液，只是指征把握更严格。

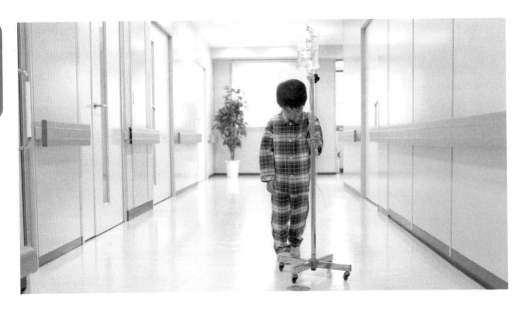

输液谨慎是非常必要的，但有的病情输液也是必需的。不能总拿国外的情况来比较，国外的自然环境、就医环境、病原特征、疾病严重程度和国内都有差别，好的要借鉴，却不能事事照搬。

什么情况下需要输液？

说了这么多，到底什么情况需要输液呢？最好听医生的建议，医生会针对孩子的病情、临床表现、化验结果、疾病流行趋势做出综合判断，决定输液与否。

门诊比较常见需要输液的情况：

● 孩子高热不退，化验血象白细胞明显增高，口服抗生素疗效不明显。

● 诊断为细菌性或支原体支气管炎或肺炎。

● 孩子呕吐腹泻导致脱水电解质紊乱，或呕吐严重完全不能进食水。

● 孩子萎靡、烦躁需要留院观察等。

这些是比较常见的需要输液的情况，具体情况需要医生看诊确定。

输液的好处

● 对于较重症的细菌或支原体感染性疾病，如化脓性扁桃体炎、肺炎的治疗，常常迅速而有效。

● 对于脱水电解质紊乱并呕吐严重，不能进食水的患儿能有效缓解疾病。

● 重症患儿病情观察中保持静脉通道。

输液可能发生的问题

● **过度治疗、耐药**：一旦发现输液见效快，下次生病家长就还会要求输液。多次输液，患儿机体产生抗生素耐药。一旦孩子患较重疾病，失去有效治疗手段。

● **孩子遭罪**：输液对于家长和孩子都是一个极其艰苦的过程。孩子可能自始至终哭闹不停，这种情况对于孩子疾病的恢复也是大大不利的。

● **输液反应**：输液反应在临床中并不经常发生，但一旦发生情况往往十分严重。轻者出现高热寒战皮疹，重者甚至危及生命。虽然发生的概率很低，但只要输液，这种风险就存在。

诊室小结

秋冬常见的呼吸道感染很多情况下都是病毒感染，即使发热2~3天，咳嗽3~5天，都是很正常的病程，一般是不需要静脉输液治疗的。但如果患病严重，口服抗生素病情控制不住，或患有肺炎或更严重感染，还是需要输液的。

总之，真正需要输液的患儿并不是很多，大多数通过口服药的治疗都是可以治愈的。是否输液需要医生确定。

8 那些医生和患者之间的误解

4 个多小时的排队，3~5 分钟的就诊，能看得准确吗？候诊大厅患者一片，医生却姗姗来迟，他们在干什么？给医生叙述宝宝的病情，医生却总是打断我，为什么不让人说话？听诊时孩子哭得厉害，听肺听得清楚吗？

这些疑问，不少爸爸妈妈都有过吧？了解真相，可能下次就诊能更顺利些。

关于诊疗时间

Q：每次带宝宝看病，至少要排上一两个小时的队，可医生诊疗的时间往往只有 3~5 分钟。用这么短的时间，能保证正确的诊断吗？

A：现今我国医患供需矛盾突出，尤其是一些大型三甲医院的儿科和儿童专科医院，每天集中的病人非常多。病人数量的增加直接导致了候诊时间的延长和诊疗时间的缩短。但是，妈妈们可以放心，出门诊的医生通常都具有比较丰富的诊疗经验，能够做到在较短时间内对宝宝的病情做出比较准确的甄别和判断。3~5 分钟的时间可以完成基本的诊疗，一般情况下不会误诊，尤其是严重的疾病。儿科医生的经验在哪里？就在看孩子一眼的短暂时刻。这一眼的经验，是多少年多少病人积累下来的。

Q：普通门诊 8 点就开诊了，可专家门诊却常要拖到 8 点半或 9 点才开始看病。专家早点来，不就可以给病人多一点的诊疗时间了吗？

A：在大型公立医院专家门诊相较普通门诊的确会开诊晚些。但并不是因为专家迟到，而是由于专家上班后首先需要到病房查房，之后才能到门诊应诊。对专家来说，门诊只是工作内容的一部分，他们更需要关注由门诊初筛出的病情较重的住院病人。

Q：作为孩子妈妈，对孩子的病情我想了解得越多越好，可医生通常只是告诉我宝宝得了什么病，再问其他的往往很少回答，应该怎样问医生问题？

A： 诊疗时间相对有限的现实，使医生很难做到从疾病的各方面详细给妈妈讲解宝宝的病情。记得我在公立医院时有位家长投诉看病时间短，说等 2 小时看 3 分钟，给她看病的医生说：要看 6 分钟就得等 4 小时。话虽然不好听，但却是实情（医院就这么多医生）。

关于病情和诊疗过程

Q：每次向医生叙述宝宝病情时，医生总是不耐烦地打断我。这使我非常担心，医生不听清楚宝宝的情况，怎么能正确地做出诊断呢？

A： 妈妈在向医生主诉病情时，往往都非常详细，像讲故事似的，不肯放过任何一个细节。如果医生有足够长的诊疗时间，他会很愿意认真倾听妈妈的叙述，从中尽可能提取有价值的信息。但是在诊疗时间相对有限的情况下，医生就可能会在妈妈所说的某个信息对诊疗意义不大时打断妈妈。建议妈妈了解主诉病情的技巧，尽可能在有限的时间里提供给医生最有价值的信息，或者选择认真回答医生的提问。

Q：宝宝发烧，医生常会给宝宝查血常规，必须查血常规吗？

A： 医生会根据患儿情况确定是否做血常规检查。血常规检查结果是一个客观值，对医生的诊断是有帮助的。因此在医生要求宝宝进行血常规检查时，父母要积极予以配合。

Q：给宝宝听心肺时，如果宝宝哭闹，医生会不会就听不清了呢？

A： 如果宝宝能够保持平静，医生诊察起来会更加容易。但是对临床经验丰富的医生来说，即使宝宝哭闹也不会影响医生听诊并做出准确判断。

关于治疗用药

Q：每次看病，医生都会给宝宝开大量的药，花钱还是其次，就光是喂药就要列一张时间表，从早喂到晚，真是太麻烦了。真的有必要让宝宝吃这么多药吗？

A：在我还不是妈妈的时候，我开药也是完全依据诊断的需要，需要清热就开清热的药，需要消炎就开消炎的药，需要化痰就开化痰的药……因为宝宝在感冒时往往这些症状并存，所以药也就自然而然地开出了许多。当我成为妈妈之后，我才体会到，药虽然都开了，但妈妈未必都能喂得进去。现在我在开药时就尽量挑选必须吃的开给妈妈，如果确实需要多开几种药的话，也会告诉妈妈，哪种无论如何要让宝宝吃进去，哪种如果实在喂不进去可以暂不吃。

建议妈妈在开药后，也问一问医生，哪种药最重要，哪种其次，这样在喂药时就能有所侧重了。

Q：每次看病，医生只是告诉每种药一天吃几次，却很少说吃几天。如果药没吃完宝宝就好了，药还有必要继续吃吗？

A：用药的基本原则是：抗生素一般要连续服用 5~7 天，即使宝宝症状已经有所缓解，也仍然需要坚持服用；对于镇咳剂或退烧药等对症治疗的药物，宝宝症状缓解后就可以不必服用了。当然最好的方法就是在医生开药后，具体询问医生每种药的停药时间。

真心希望医生与患者有充分的时间沟通，那这些疑惑就不存在了。

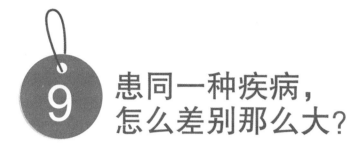

患同一种疾病，怎么差别那么大？

对于医生，即使普通的感冒、肠炎，每个患者的表现不尽相同是再正常不过的事情。家长却常常不理解，为什么一样是肺炎，有的孩子 5 天就好，我的孩子却住院治疗了 10 天？

病原相同的疾病，表现各不相同

● 秋季腹泻：由轮状病毒引起

有个朋友电话咨询我说，孩子呕吐一天，伴轻微腹泻，我问了问其他情况，初步判断是轮状病毒感染，她很肯定地说应该不是，因为孩子不发烧。我只能告诉她，虽然秋季腹泻主要表现是呕吐、发热、腹泻，但并不是每个孩子三条都具备，任何疾病也不是整齐划一的。

记得有天门诊两个小朋友一起来诊，他们俩是幼儿园的同学，而且是住得非常近的邻居。一个表现为高烧，一个表现为严重的呕吐，两个人腹泻的症状都不是很重，做了大便化验以后，两个孩子的诊断都是秋季腹泻。像这样患病的背景、年龄、家庭环境都非常相似的两个孩子，患同样疾病的表现也会呈现很大的差异。

● 流感：由流感病毒引起

流感是流感病毒引起的呼吸道感染。大多数的孩子表现为高热持续不退，发烧常常持续 5~6 天，严重的有合并气管炎、肺炎。但也有的孩子的症状相对轻，只发烧 2~3 天，不服药就自然恢复。甚至在同一个家庭的两个孩子都患流感，症状也不完全相同。流感还是相对特征性比较强的疾病，也就是说大部分的流感患者的症状是相似的，只有少部分的流感患者表现出了特殊性，但仍然有轻重的差别，有的有合并症，有的没有。

● **支原体肺炎：支原体引起**

冬天支原体肺炎也比较多见。在之前的文章里提过支原体肺炎典型的表现是：高烧、剧咳、肺内啰音相对少或没有，胸片有比较大的片影。支原体肺炎如果诊断明确，给予大环内酯类的抗生素（阿奇、红霉素等）治疗，大多预后良好，后遗症相对少见，一般不会遗留慢性病损。

但是同样患支原体肺炎，婴幼儿的表现其特征性就不是很典型，和其他病原体引起的肺炎如细菌性肺炎或者病毒性肺炎相比，甄别就不那么容易了。

从治疗效果来讲，大部分孩子效果不错，但有的孩子效果就非常不理想，有的还需要使用激素治疗，有的需要使用支气管镜治疗，有的孩子在治疗过程当中，还会出现比较重的并发症。

上述三种疾病都是病原比较明确的疾病：流感就是流感病毒引起的，秋季腹泻就是轮状病毒引起的，支原体肺炎就是支原体引起的。即使病原确切，同一疾病在不同孩子身上的表现也各不相同。

同一诊断，病原不同症状也不相同

大多数的上呼吸道感染患者是做不了病原学诊断的。其病原多种多样，其症状表现更呈现多样性，有的孩子是发烧咳嗽，有的就是流鼻涕鼻塞。有的症状很轻，两三天就能缓解，有的症状会逐渐加重，第一天来时可能仅仅是简单的上呼吸道感染，两三天之后就演变成了肺炎。

疾病就是这么复杂，症状仅仅是诊断的一个依据，同一疾病症状差别可以很大。医生要根据患者的体征、化验、检查及疾病流行情况综合判断才能做出评价。这是需要日积月累的经验才可以做出的判断。

而疾病对治疗的反应，就更复杂一些。给予了治疗后，疾病如按照预想的逐渐恢复，医生内心是非常欣喜的。但有时真的没有想象中那么顺利。

其实医生比患者更希望疾病都是一成不变的，这样诊断就可以程序化，也期望治疗都是顺利的。但由于每个个体都不相同，疾病常常会有出其不意的变化，需要医生不断面临新问题，总结新经验，然后再提高。

为什么同一种疾病，孩子表现差异那么大呢？

● **个体差异**

每个孩子从生下来就各不相同，有的容易吐，有的容易腹泻，有的容易鼻炎，有的容易喘，这是遗传带来的。所以感染同样的病原，表现也常常不尽相同。

● 孩子的免疫能力差别很大

机体针对细菌病毒这些病原体的免疫是一个非常复杂的过程。免疫器官（如骨髓、淋巴结、扁桃体、胸腺等）生成免疫细胞（如淋巴细胞、中性粒细胞、肥大细胞）以及免疫活性物质（如抗体、溶菌酶、补体等），通过这些免疫细胞及免疫活性物质清除病原体。每个孩子的免疫能力差别很大。

有的孩子每次感冒发热，不管是病毒感染还是细菌感染，都表现出白细胞增多，而有的孩子每次发热，均表现出白细胞降低，每次均低于正常。这就是免疫的个体差异。

● 病原体（病毒、细菌等）的侵袭力不同

不同病毒细菌的致病力差别是很大的，比如腺病毒肺炎往往很凶险，合胞病毒易导致喘憋，这是无法控制的。

另外病原的数量，病原的密集程度也会影响其致病力。为什么在一个人群密集且相对封闭的环境容易患病或病得重？在这样的环境中，疾病人数比较多，没有良好的空气流动，致病原相对密集，造成疾病容易发生，病情相对较重。而在一个通风的环境中，即使这个环境中有病人，有病原，随着空气的流通，单元范围内的病原数下降，从而使病原整体的致病力下降。所以家中每日开窗通风，少去人群密集且封闭的室内环境，在预防疾病上非常重要。这样即使被感染，也相对症状轻。

● 患病初期孩子的身体状况不同

孩子患病伊始的身体状况常常决定了孩子的疾病表现。比如：是否有足够的休息，有没有充足的水分摄入，有没有吃太多的肉，大便是不是通畅？

有一个小朋友，刚开始发烧的时候正赶上要去美国玩，病情不重就出发了。到美国初期，孩子一般情况还是不错，家长就没太在意，没有多做休息，行程非常密集。结果，疾病一天比一天重，最后，逐渐演变成重症肺炎，从美国紧急飞回来，住进了ICU。

还有一个孩子是在我刚工作没多久碰到的。那个孩子病程2天，但是来的时候非常危重，已经到了意识不清的地步。询问下才知道孩子一天前只有一点低烧，有些感冒的症状，但孩子是游泳队的，那天她需要去训练，家长觉得孩子一般情况挺好的，就坚持让孩子训练了。结果孩子回来以后整个状态就非常差，精神萎靡，当天晚上，病情突然加重。后来孩子也没抢救过来。如果低烧那天孩子好好在家休息，可能也就是个普通感冒。

怎样可以尽可能减轻孩子的病情？

● 休息

孩子疾病初期最需要的治疗就是休息，休息是最好的治疗。不要让孩子带病上课：上学、上幼儿园、早教班、琴课、游泳课、滑冰课……生病请停课！患同样疾病有良好休息的孩子和带病坚持上课的孩子可能就会表现出巨大的差异。

父母也不要在孩子快生病或是已经开始生病的时候带孩子出去玩。这样孩子的抵抗力会被消耗在这种疲劳当中。也不要为了所谓的杀病毒，让孩子持续高热。持续高烧是不利于病毒的生存，但是由此带来的孩子全身不适和彻夜不眠，让孩子没有得到充分的休息，影响机体免疫功能，只会让疾病更严重。

● 调整饮食

不仅休息与否影响孩子疾病的轻重，孩子的饮食也对疾病有影响。

孩子胃肠功能相对偏弱，对蛋白质、脂肪类的食物消化能力不足。孩子如果吃得太多，尤其是肉鱼蛋等难消化的食物，就会超过了他的消化能力。机体在这种情况下，也是比较容易患病的。或者有点疾病苗头仍然大吃大喝，就会让病情加重。

● 关注大便

孩子每天的大便情况也很重要，如果家长注意观察就会发现，孩子发烧咳嗽时往往伴有大便干燥或者便秘。每天督促孩子有一次正常的软便，对于保障孩子的身体健康是非常重要的。即使感染了疾病，如果孩子的大便情况良好，也会相对偏轻（主要指呼吸道感染）。

诊室小结

在这本书里我们给大家普及的都是临床中最典型的疾病常识，但很多孩子的临床症状并不典型，有的轻有的重，所以不能教条地对号入座。

疾病的诊断治疗是一个非常复杂的事情，永远不可能整齐划一，应对这些复杂、这些变化是医生一辈子的职业追求。

附录

身长／身高与年龄曲线（男童）

0~5 岁（百分位）

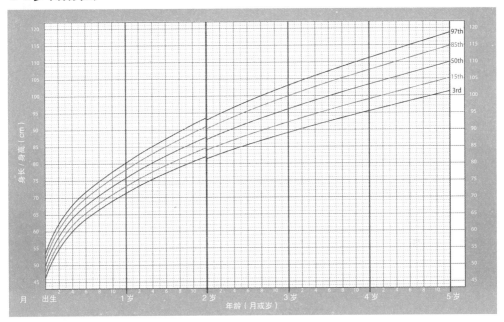

身长／身高与年龄曲线（女童）

0~5 岁（百分位）

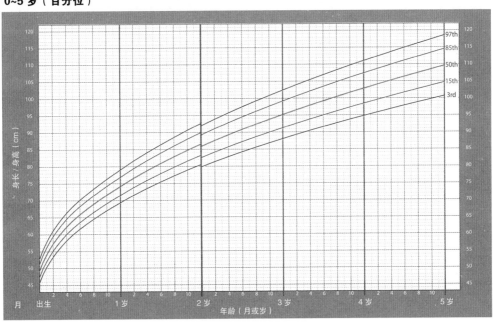

体重与年龄曲线（男童）

0~5 岁（百分位）

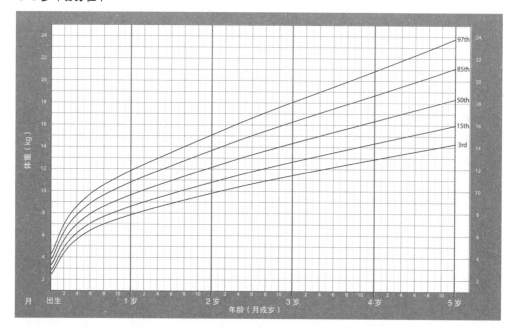

体重与年龄曲线（女童）

0~5 岁（百分位）

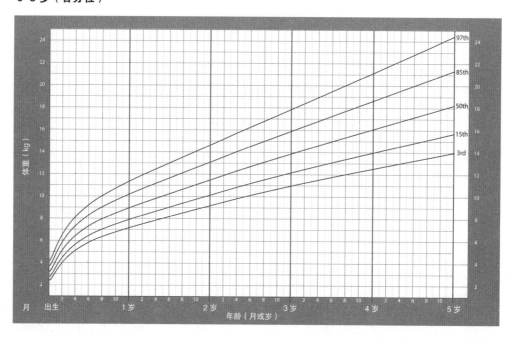

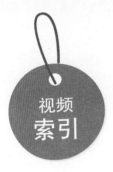